U0287936

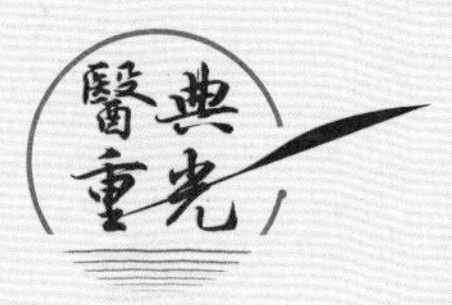

珍版海外中醫古籍善本叢書

仁壽堂藥鏡

明·鄭二陽 輯
鄭金生 整理

人民衛生出版社
·北京·

圖書在版編目（CIP）數據

仁壽堂藥鏡 /（明）鄭二陽輯；鄭金生整理．—北京：人民衛生出版社，2024.5

（醫典重光：珍版海外中醫古籍善本叢書）

ISBN 978-7-117-36356-3

Ⅰ. ①仁…　Ⅱ. ①鄭…②鄭…　Ⅲ. ①中國醫藥學—中國—明代　Ⅳ. ①R2

中國國家版本館 CIP 數據核字（2024）第 101760 號

醫典重光——珍版海外中醫古籍善本數字化資源庫

網　　址：https://ydcg.ipmph.com

客服電話：400-111-8166

聯係郵箱：ydcg@pmph.com

醫典重光——珍版海外中醫古籍善本叢書

仁壽堂藥鏡

Yidian Chongguang——Zhenban Haiwai Zhongyi Guji Shanben Congshu

Renshoutang Yaojing

輯：明·鄭二陽

整　　理：鄭金生

出版發行：人民衛生出版社（中繼綫 010-59780011）

地　　址：北京市朝陽區潘家園南里 19 號

郵　　編：100021

E - mail：pmph @ pmph.com

購書熱綫：010-59787592　010-59787584　010-65264830

印　　刷：北京雅昌藝術印刷有限公司

經　　銷：新華書店

開　　本：889 × 1194　1/16　　**印張**：41　　**插頁**：1

字　　數：349 千字

版　　次：2024 年 5 月第 1 版

印　　次：2024 年 6 月第 1 次印刷

標準書號：ISBN 978-7-117-36356-3

定　　價：529.00 元

打擊盜版舉報電話：010-59787491　E-mail：WQ @ pmph.com

質量問題聯系電話：010-59787234　E-mail：zhiliang @ pmph.com

數字融合服務電話：4001118166　E-mail：zengzhi @ pmph.com

醫典重光

珍版海外中醫古籍善本叢書

叢書顧問

王永炎

真柳誠［日］

文樹德 (Paul Ulrich Unschuld)［德］

叢書總主編

鄭金生

張志斌

叢書整理凡例

一、本叢書旨在收載複製回歸的海外珍稀中醫古籍。子書的書名一般以扉頁名稱爲準。無書扉頁者，以其卷首所題書名爲準，但『新刊』『新編』『校正』之類的修飾詞不放進書名。

二、每種古醫籍之前有『提要』，主要介紹作者（朝代、姓名字號、籍貫，生活時間、簡要生平、業績、撰寫此書的宗旨等），書籍名稱，卷數，影印底本的基本形制、刊刻年代、堂號、序跋題識等，主要内容與特色，以及書目著録與底本流傳簡况。

三、叢書中的每種子書均依據影印本的實際標題層次編製目録。卷數與卷名爲一級，篇名爲二級。必要時出示三級目録。其中本草書的藥名爲最後一級。單純醫方書收方甚多者以歸納方劑的方式（如病名、功效等）爲最後一級目録，收方不多者可以方名爲最後一級目録。凡新擬篇目名均用六角符號『〔〕』括注。

四、影印本對原書内容不删節、不改編，盡力保持原書面貌，因此原書可能存在的某些封建迷信内容，以及当今不合時宜的藥物（如瀕臨滅絶的動植物等）不便删除，請讀者注意甄别，切勿盲目襲用。

五、本叢書采用影印形式，最大限度地保留原書信息，如眉批、句讀、圈點、補注、批語、印章、墨丁等，并保持古籍筒子頁甲面、乙面的對照關係，以及一切對版本鑒定、學術研究有價值的重要信息。在此基礎上，本叢書爲體現影印本的文獻價值和應用價值，將仔細檢查有無錯簡、缺頁現象，若有則盡力予以調整、補缺，并在不損傷原書文字的前提下，盡力消除污髒殘損痕迹，以利閲覽。

提要

明鄭二陽仁壽堂藥鏡（以下簡稱藥鏡）十卷，是一部在中國失傳已久的古本草。

據該書序後署名『中州潛庵居士鄭二陽』，及各卷首署爲『潛庵居士輯』，可知作者乃鄭二陽，號潛庵居士，中州人。中州乃古豫州，屬今河南省一帶。據1936年鄢陵縣志卷十五經籍志記載，有明代醫家鄭二陽，著傷寒方注方藥、生生集。鄢陵正是古中州之地，因此，此鄭二陽有可能就是本書的作者。

考鄢陵鄭二陽，乃是一位明代的大臣。萬曆四十七年（1619）中進士。古代儒、醫兼通者不乏其人，鄭氏乃其中之一。據道光十三年鄢陵縣志『人物・文苑』鄭蕃條中附載：『中丞惠及閭里，鄉人建報德祠。』其亡故大約在『戊寅兵荒』之後，戊寅即公元1638年。也就是説鄭二陽主要生活在明萬曆年間至明末，這與仁壽堂藥鏡撰成的年代是一致的。

另一個可以證明鄢陵鄭二陽即本書作者的證據是，其長子鄭蕃，也繼承了愛好醫藥的家風，著有仁壽堂醫方評注。『仁壽堂』乃鄭氏的堂號，子孫亦可襲用。而本書正是以仁壽堂藥鏡爲名。因此，從籍貫、生活時代、堂號，都可以證明鄢陵鄭二陽即仁壽堂藥鏡作者。

鄭二陽談及編寫仁壽堂藥鏡的時間，僅云『年來避喧於密園之不可及處，因取諸名家本草精義，手匯成帙，合之計得三百一十八味，概皆上手必用之品，題曰藥鏡。』既称『避喧』（或已退隱）時所撰，可能是他已退出政壇，隱居在家時所撰，其成書當在明末。他之所以撰寫本草書，據稱是因見當時的醫生不明白諸多藥物各自的偏性特長，深爲之憂慮。他認爲『醫家之有本草，猶兵家之武藝花名冊也』。而人身的『十四經絡圖，則地理志也』。經絡是相通的，但經絡所屬區域又是不能互相代替的。醫生用藥治療疾病，就好像派兵到某地公幹，只有熟悉該地，又具有辦某事能力的兵丁才能勝任。假如不明藥之所長、病之所在，則藥、病『杳不相應』。正是從這一點考慮，鄭氏撰寫了藥鏡。

該書十卷，分爲金石、木、穀、菜、果、禽、獸、蟲、人、草十部，載藥三百一十八種。從藥品的選錄來看，確如其所説，『概皆上手必用之品』，也就是常用的藥物。該書無總論，每一藥物，一般是先出産地，或載佳品的特徵，次羅列諸家所載的性味、歸經。主體内容是精選前人藥論，突出其臨床用藥的特點，或附加炮製法。該書的主體資料，主要來源於證類本草、湯液本草、醫學啓源、本草衍義補遺，以及本草綱目，其中抄摘元王好古湯液本草的内容尤多。此外本草衍義補遺的資料亦復不少。若干藥物之後，又加按語，闡發作者的一家之見。該書中鄭二陽個人所加按語有九十九條，數量與同類本草相比不算少。在這些按語中，最多見的是鄭氏對某藥物的藥性和使用禁忌的評述，對藥效的理論闡釋，其次是補充其他書籍的有關材料，以及介紹當時該藥使用或作僞的情況。所以，從該書的内容來看，確是一部比較實用的臨床藥物著作。

該書不見於明清書志著錄，亦未見於後世醫書轉載。此書經數百年沉寂，惟日本存此孤本，即明鄭二陽輯，明仁壽堂刊本。原館藏著録爲楓山文庫（即紅葉山文庫）舊藏。該文庫由德川幕府始建於日本慶長七年（1602）。明治十七年（1884）歸入太政官文庫（即後之内閣文庫）。

本次影印，即採用此本的複製本爲底本。原書現藏日本國立公文書館内閣文庫。二册。書號：子 45-1。原書膠片無標尺，版框尺寸不明。每半葉九行，行二十字。白口，上書口題『藥鏡』。上白魚尾。下書口刻『仁壽堂』三字。四周單邊。首爲鄭二陽『仁壽堂藥鏡引』，次爲目録、正文。卷首題署爲『仁壽堂藥鏡卷之一/潛庵居士輯』。

目錄

仁壽堂藥鏡引

嘗譬之醫家之有本草猶兵家之武藝花名冊也某兵長于某技劃焉較著而十四經絡圖則地里志也此疆彼界道里未始

不相通而分限則毫不相假是以醫之用某藥療某病即其遣某兵至某處公幹法須某甲果精于此技而又于某處緣熟乃可一往奏效耳向使不問某兵

果長何藝凭胸雜遺今且責弓
箭于長鎗手能乎至若病本在
此經絡而投藥則爲彼經絡不
幾以此州分而代彼縣分受過
耶雖令檄下如雨其如杳不相

應何予不慧弗嫻于醫學每見世之業醫者往往昧此心竊病之年來避喧于𡩋園之不可及處因取諸名家本草精義手彙成帙合之計得三百一十八味

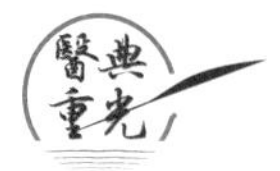

藥皆上手必用之品題曰藥鏡其十四經發揮人鏡經諸書續有別纂倘獲就緒公之醫林庶免昧遺之咎是亦仁壽之一助云

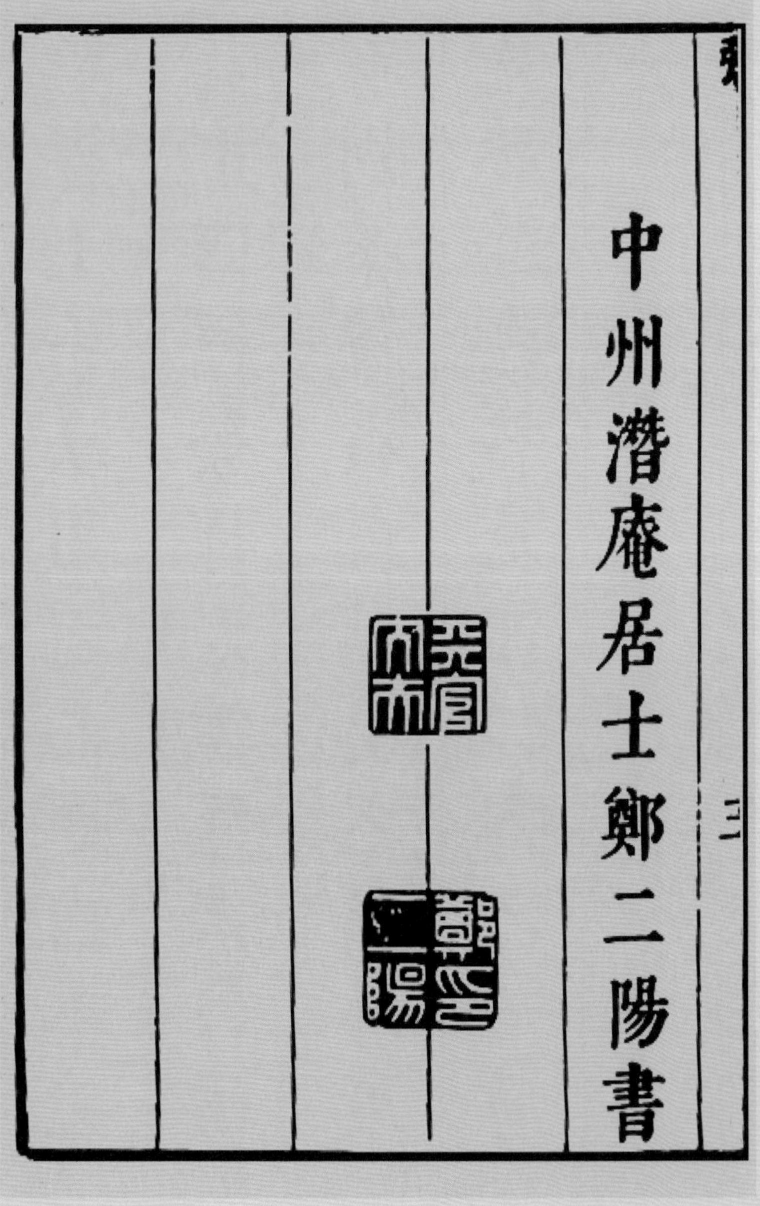
中州潛庵居士鄭二陽書

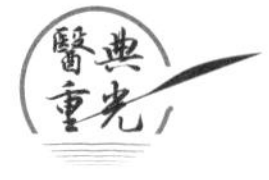

仁壽堂藥鏡卷之一目錄

金石部 計二十四味

玄明粉
禹餘糧
代赭石
鉛丹
鉛粉
赤石脂
紫石英
伏龍肝
白礬

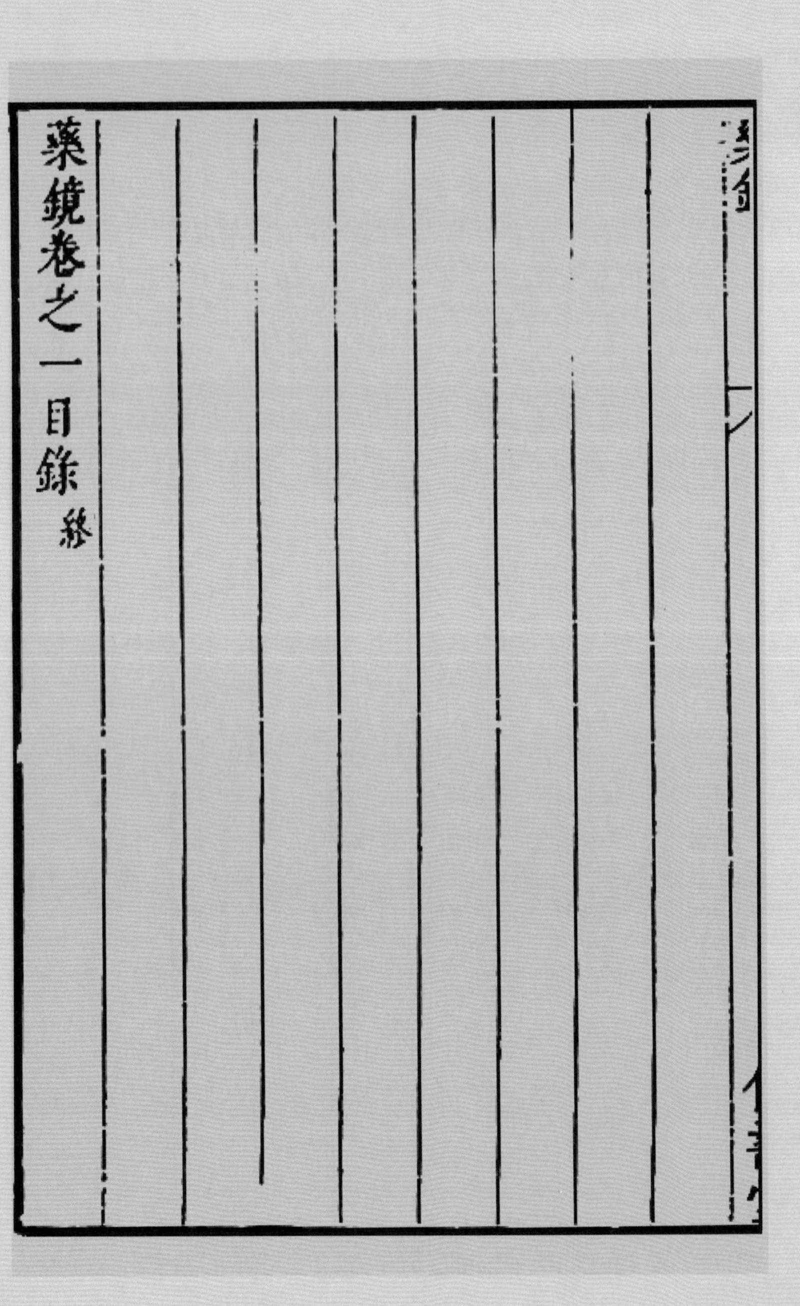
藥鏡卷之一目錄終

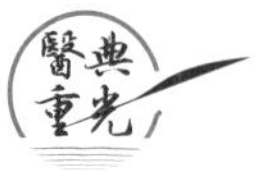

仁壽堂藥鏡卷之二目錄

酸棗
槐實
槐花
蔓荆子
大腹子
山茱萸
吳茱萸
益智
猪苓

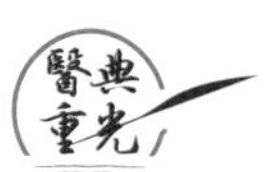

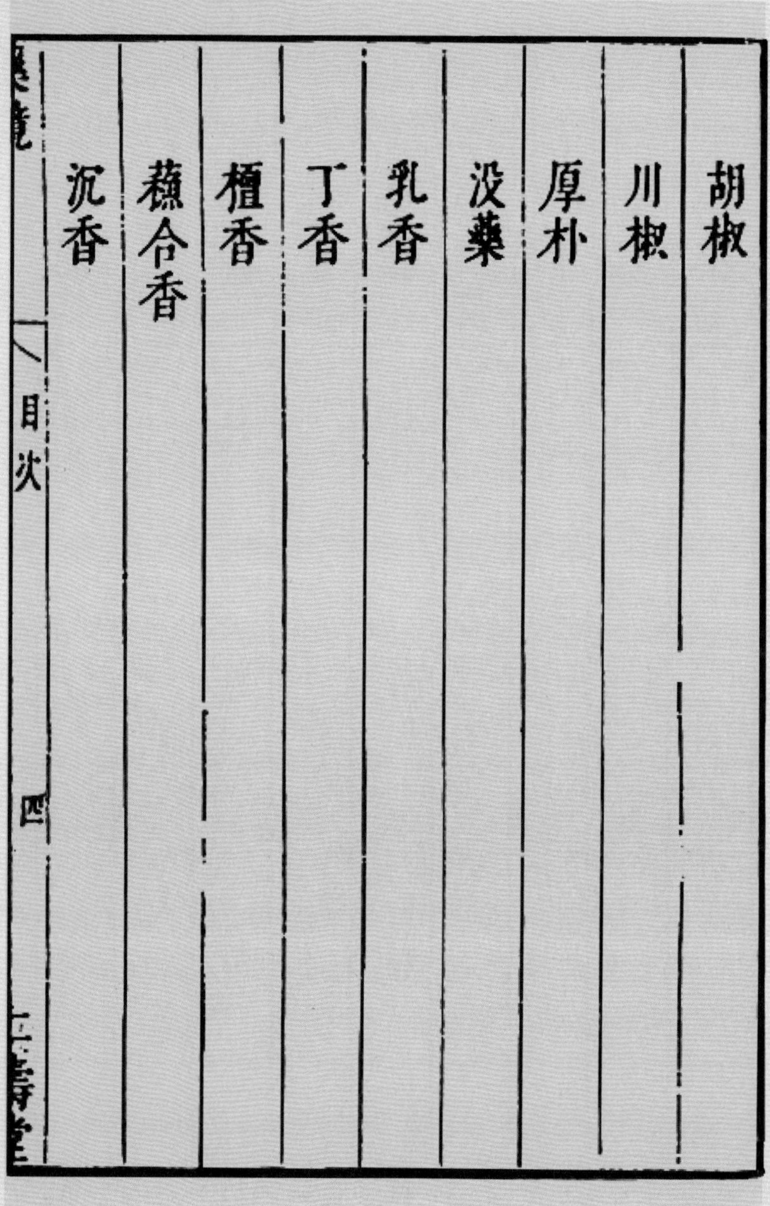

胡椒
川椒
厚朴
没藥
乳香
丁香
檀香
蘓合香
沉香

龍腦

墨

檳榔

梔子

黃蘗

桑白皮

梓白皮

紫葳

訶黎勒

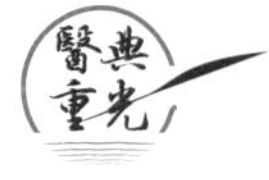

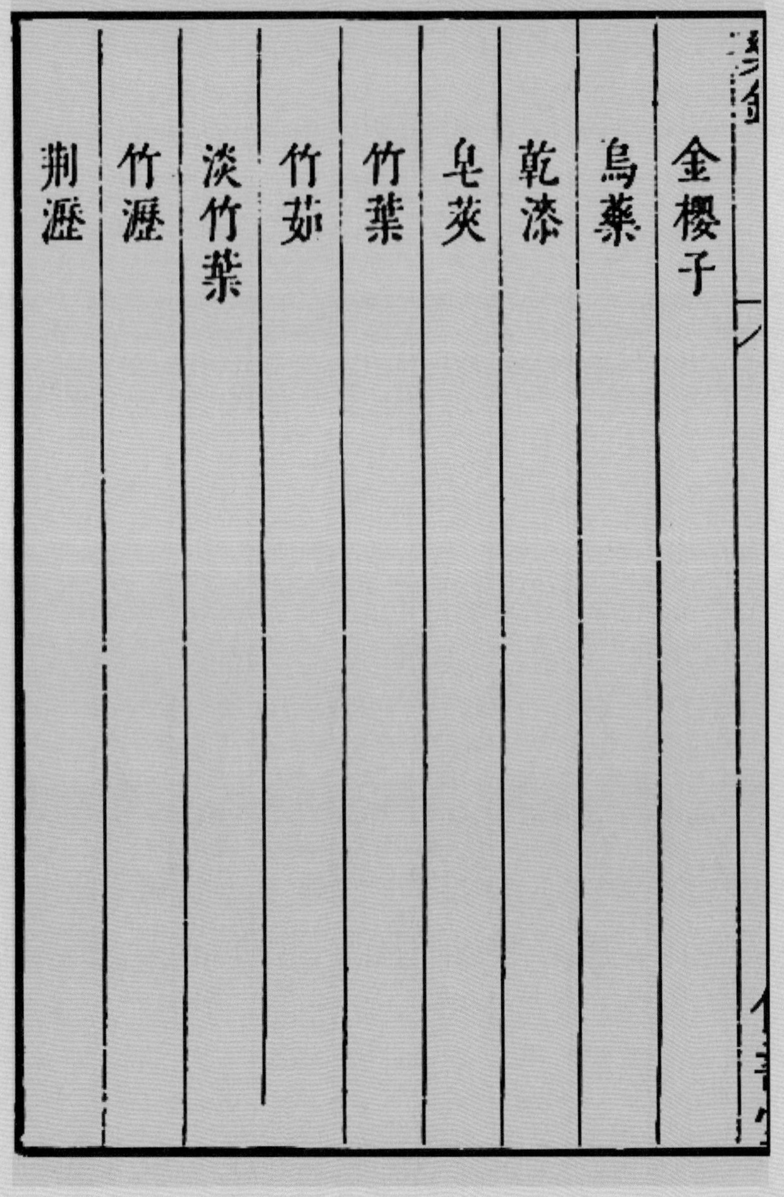

金櫻子

烏藥

乾漆

皂莢

竹葉

竹茹

淡竹葉

竹瀝

荆瀝

藥鏡卷之二目錄終

仁壽堂藥鏡卷之三目錄

穀部 計十四味

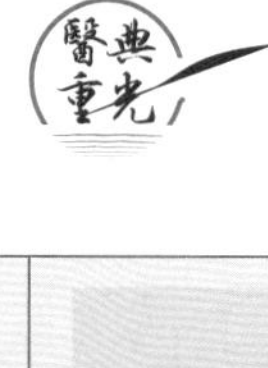

神麯

香豉

白藊豆

大麻子

酒

苦酒

飴

藥鏡卷之三目錄終

仁壽堂藥鏡卷之四目録

菜部 計十六味

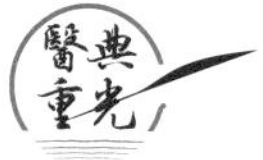

葱白

蒜

韭白

薤白

茱萸

蘿蔔子

瓜蒂

冬瓜

莧　卷之四目錄終

仁壽堂藥鏡卷之五目錄

果部計二十三味

安石榴

棃

橄欖

胡桃

乳糖

桃仁

杏仁

烏梅

木瓜

藥鏡卷之五目錄終

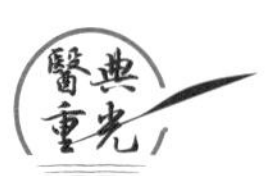

仁壽堂藥鏡卷之六目錄

禽部 計四味

鷄

鷄子黄

鴨

雀

藥鏡卷之六目錄 終

仁壽堂藥鏡卷之七目錄

獸部 計十六味

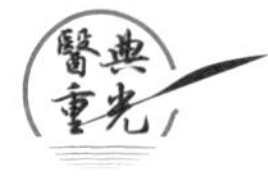

鹿茸

鹿角膠

阿膠

羊肉

火

猳鼠糞

猪脂

猪膽汁

猪肉

卷之七目錄終

仁壽堂藥鏡卷之八目錄

蟲部計二十四味

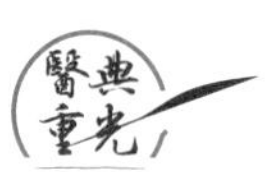

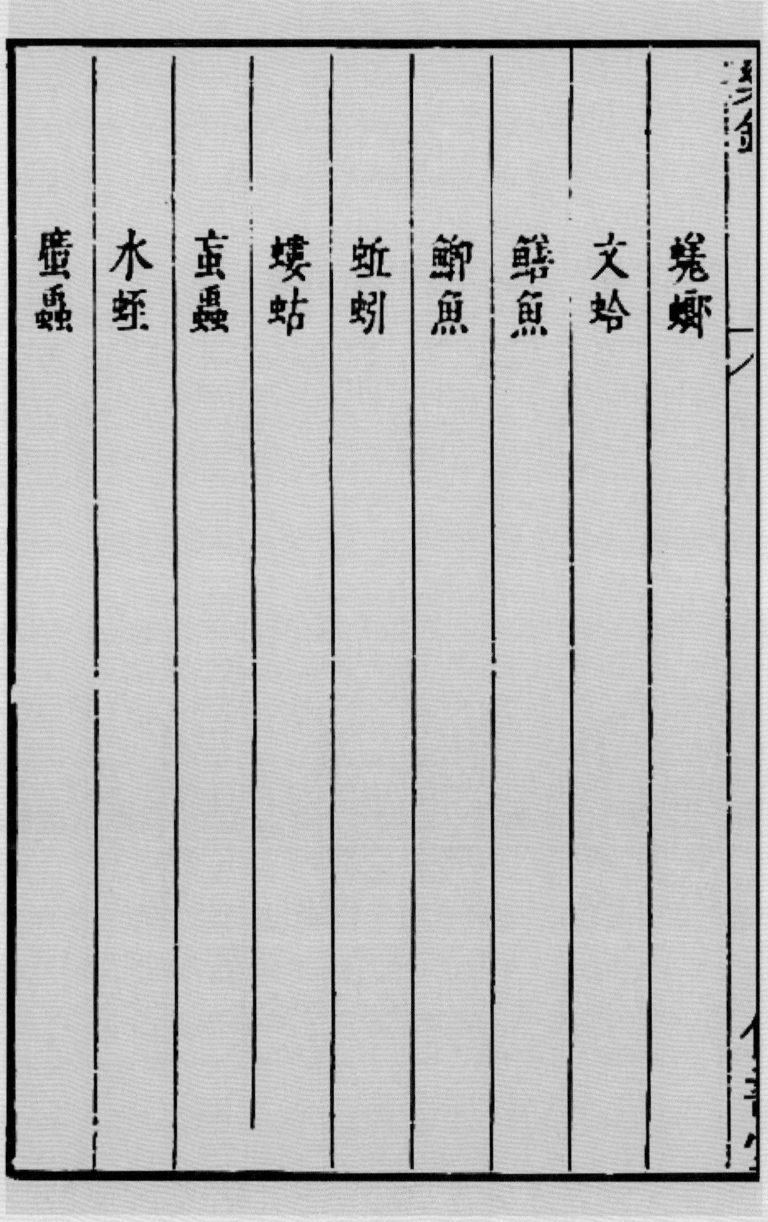

蜣螂

文蛤

鱔魚

鯽魚

蚯蚓

螻蛄

蝱蟲

水蛭

䗪蟲

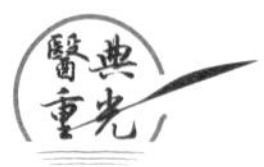

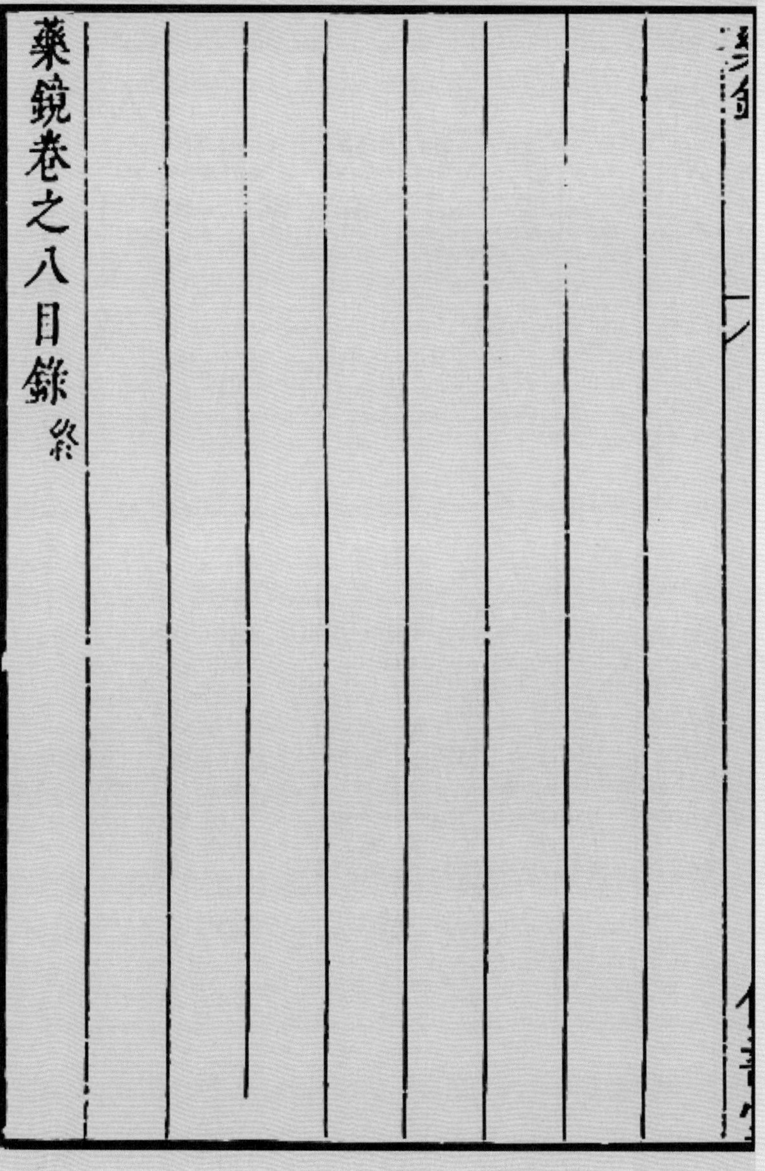

藥鏡卷之八目錄終

仁壽堂藥鏡卷之九目錄

人部 計五味

藥鏡卷之九目錄 終

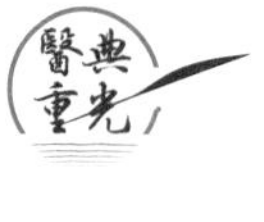

仁壽堂藥鏡卷之十目錄

草部計一百三十三味

人参

沙参

黄芪

防風

升麻

葛根

當歸

川芎

生地黄

熟乾地黄

柴胡

細辛

羌活

獨活

白术

蒼术

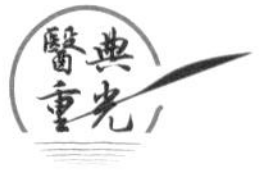
典
醫
光
重

黄連

大黄

澤瀉

瓜蔞根

天花粉

天門冬

麥門冬

秦艽

天麻

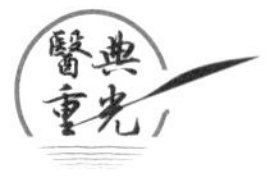

五味子

山藥

薏苡仁

萎蕤

茵蔯蒿

玄参

木香

知母

貝母

黄芩

香附子

延胡索

地骨皮

枸杞子

天南星

半夏

草龍膽

三稜

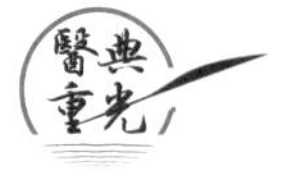

莪茂

白荳蔻

肉荳蔻

草荳蔻

紅荳

縮砂

黑附子

烏頭

甘遂

大戟
葶藶
茴香
紅藍花
藿香
茺蔚子
艾葉
蘭葉
澤蘭

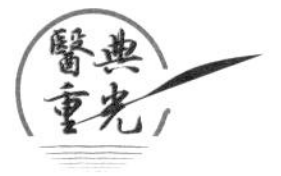

五加皮

蘆根

補骨脂

骨碎補

黄精

胡麻

兎絲子

决明子

鼠黏子

連翹
白頭翁
地榆
紫草
馬鞭草
射干
蒲黄
蕾黄
白附子

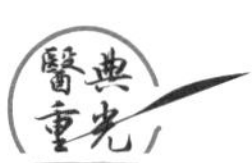

苦參

海藻

百部

青蒿

丹參

高良薑

葳靈仙

王不留行

商陸根

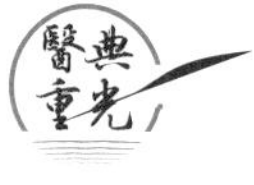

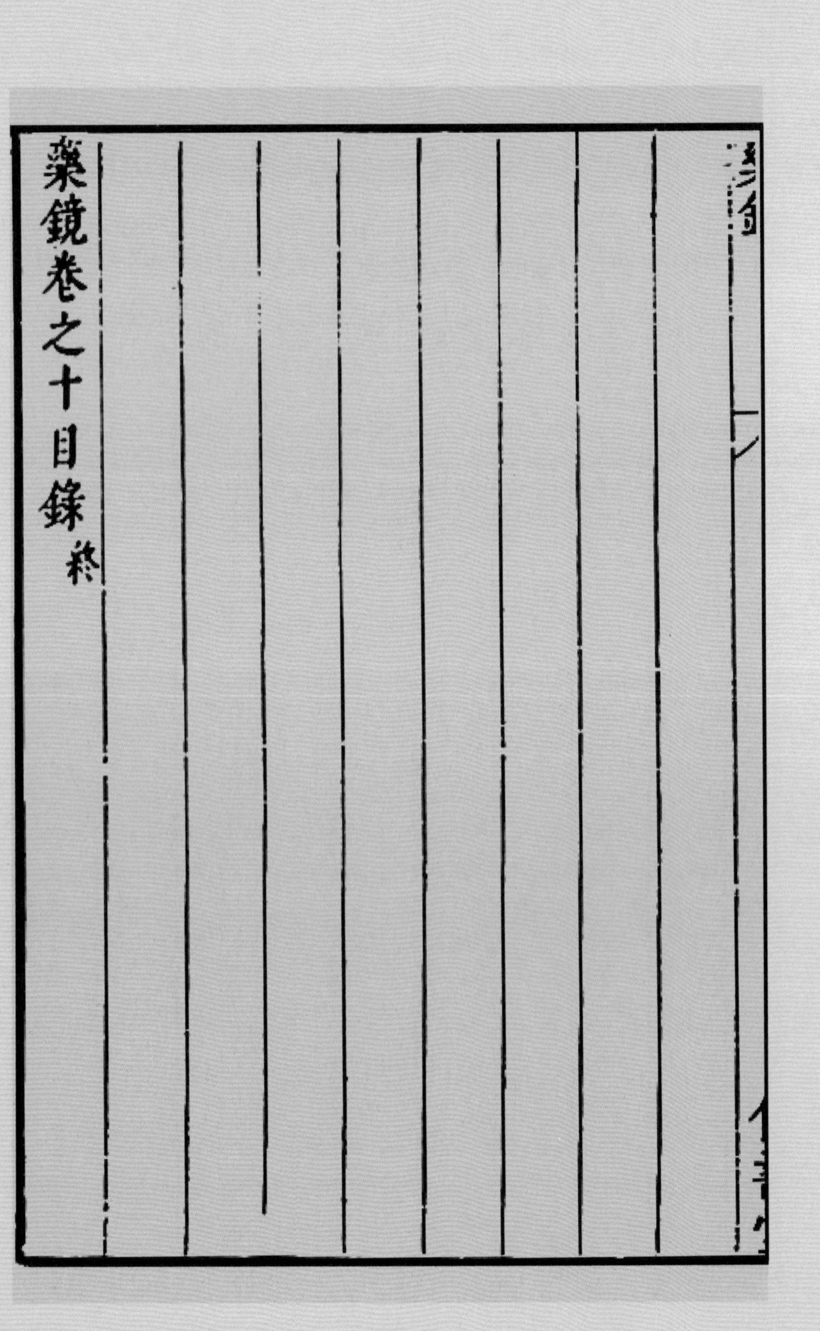

藥鏡卷之十目錄終

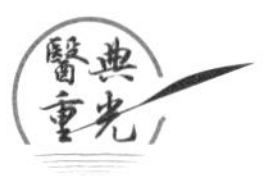

仁壽堂藥鏡卷之一

潛菴居士輯

金石部

丹砂

今出辰州錦州小者如箭鏃大者如芙蓉光明可鑒

味甘　微寒　無毒

局方本草云丹砂味甘微寒無毒養精神安魂魄益氣明目通血脉止煩渴

藥性論云君有大毒鎮心抽風

日華子云涼微毒潤心肺惡磁石畏鹹水

潔古云辰砂心熱非此不能除經云丹砂法火

故色赤而主心

東垣云丹砂味甘寒純陰納浮溜之火而安神明

也

衍義云鎮養心神但宜生使

石鍾乳

圖經云生少室山谷及泰山岩穴陰處溜山液而

長成六七寸

蕭炳云如蟬翅者上爪甲者次飛管者下中無鴈齒光明色白者佳

每乳八兩甘草紫背天葵各二兩以水煮一服時漉出綴火焙之研末水飛過用

丹溪云石鍾乳為慓悍之劑經云石藥之氣悍仁哉言也天生斯民養之以穀及其有病治之以藥穀則氣之和常食而不厭藥則氣之偏可用于暫而不可久石藥則又偏之甚者也自唐時太平日

久膺粱之家或於方士服食致長生之説以藥石
體重氣厚可以延年習以成俗迨宋迄今猶未已
也斯民何辜受此氣悍之禍而莫之能救哀哉本
草賛其久服有延年之功而神予厚又從而述其
美予不得不深言之

滑石

本草云出赭陽山谷及泰山之陰石韋爲使惡曾
青白如凝脂者佳
氣寒　味甘大寒　無毒

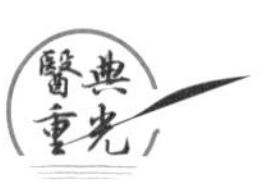

入足太陽經

凡使有多般勿悮使有黄滑石緑滑石烏滑石冷滑石皆不入藥又青黑色者勿用殺人惟白滑石似方解石色白於石上畫有白膩文者佳

味甘寒無毒主身熱洩澼女子乳難癃閉利小便蕩胃中積聚寒熱通九竅六府津液去留結止渴令人利中盖濕熱解則胃氣和而津液自生竅通則諸壅自洩也

滑石氣寒味甘治前陰竅澁不利性沉重能泄

氣上令下行故曰滑則利竅不比與滲淡諸藥同

色白者佳水飛細用

海藏云滑石爲至燥之劑

滑以利諸竅通壅滯下垢膩甘以和胃氣寒以散

積熱甘寒滑利合以成用是爲袪暑散熱利水除

濕消積滞利下竅之要藥然若病人因陰精不足

内熱以致小水短少赤澁及煩渴身熱由于陰虚

火熾水涸者皆禁用脾腎俱虚者雖作泄勿服

丹溪云滑石屬金而有土與水無甘草以和之勿

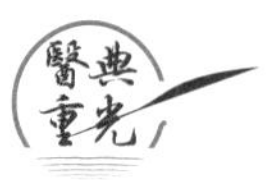

用能燥濕分水道實大腸化食毒行積滯逐凝血

解煩渴補脾胃降心火之要藥也

時珍曰滑石利竅不獨小便也上能利毛腠之竅

下能利精溺之竅

按滑石通闗門而利陰陽爲治暑要藥故益元散

用之利益雖宏終是走滲之劑以去病爲補非補

以去病也

聖惠方治婦人轉脬因過恐小便而致滑石末葱

湯服二錢

禹錫云主療五淋難産以滑石爲末酒調下臨産服之能滑胎亦用酒下

石膏

氣寒　味甘辛　微寒　一云大寒無毒

入手太陰經少陽經

足陽明經

本草云主中風寒熱心下逆氣驚喘口乾舌焦不能息腹中堅痛除邪鬼産乳金瘡除時氣頭痛身熱三焦大熱皮膚熱腸胃中隔氣解肌發汗止消

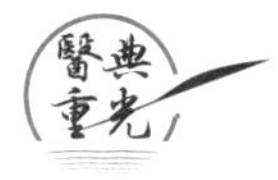

渴煩逆腹脹暴氣喘息咽熱

索古云治足陽明經中熱發熱惡熱燥口𤸷潮熱

自汗小便赤濁大渴引飲食體肌肉壯熱苦頭痛

之藥白虎湯是也善治本經頭痛若無以上證勿

服多有脾胃虛勞形體病證初得之時與此有餘

之證同者若醫者不識而誤用之則不可勝救矣

主治秘訣云性寒味淡氣味俱薄體重而沉降陰

中之陽也乃陽明經大寒之藥能傷胃氣令人不

食非腹有極熱者不可輕用能止陽明經頭痛胃

弱者不可服治下牙疼者須用白芷爲使發引

東垣云石膏辛甘除三焦熱傷寒頭痛甘寒胃經

大寒藥潤肺除熱解肌發汗

海藏云石膏發汗辛寒入手太陰經東垣曰石膏

足陽明藥也又治三焦大熱手少陽也仲景治傷

寒陽明經證身熱目痛鼻乾不得卧身以前胃之

經也胸者胃肺之室也邪熱在陽明肺受火制故

用辛寒以清肺所以號爲白虎湯也唐本註云療

風去熱解肌衍義云仲景白虎湯中服之如神新

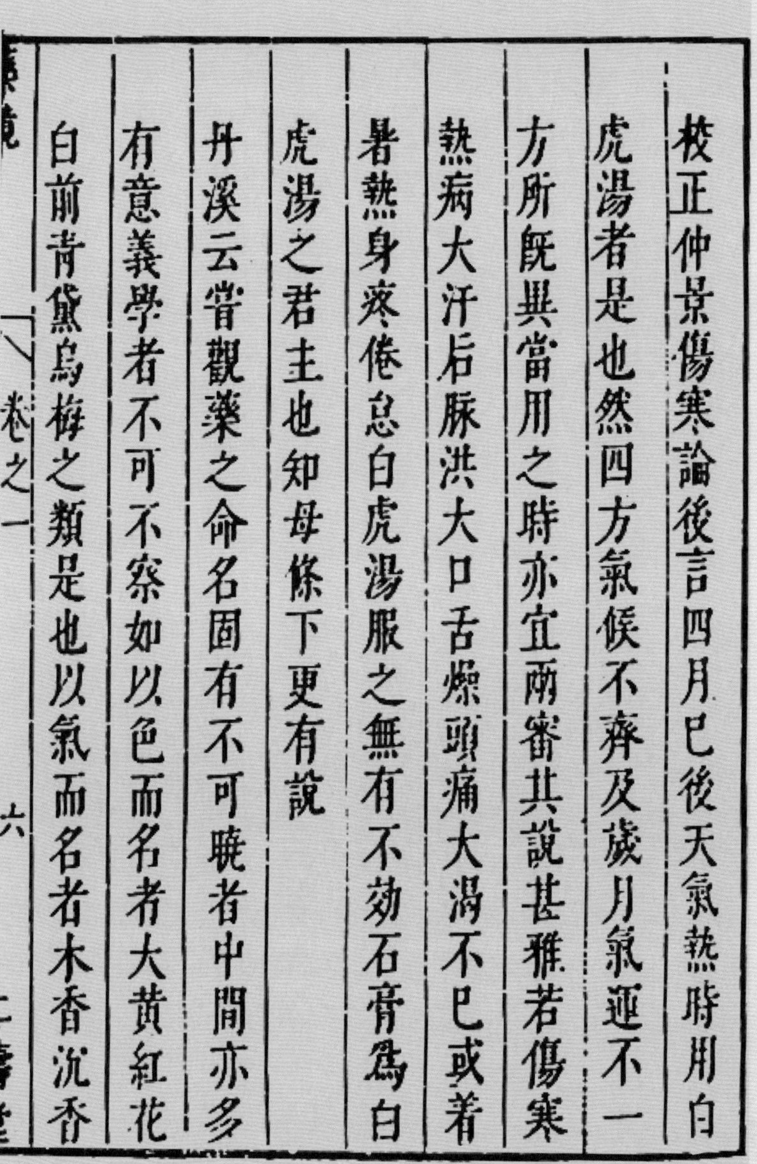
校正仲景傷寒論後言四月巳後天氣熱時用白虎湯者是也然四方氣候不齊及歲月氣運不一方所既異當用之時亦宜兩審其說甚雅若傷寒熱病大汗后脉洪大口舌燥頭痛大渴不巳或着暑熱身疼倦怠白虎湯服之無有不効石膏爲白虎湯之君主也知母條下更有說

丹溪云嘗觀藥之命名固有不可曉者中間亦多有意義學者不可不察如以色而名者大黄紅花白前青黛烏梅之類是也以氣而名者木香沉香

（版心）□鏡　卷之一　六　二□堂

橙香麝香之類是也以形而名者人參狗青烏喙貝母金鈴子之類是也以質而名者厚朴乾薑茯苓生熟地黄之類是也以味而名者甘草苦參龍膽淡竹葉苦酒之類是也以能而名者百合當歸升麻防風滑石之類是也以時而名者半夏茵陳冬葵寅雞夏枯草之類是也石膏火煅細研醋調封丹爐其固密甚於石脂苟非石膏焉能爲用此兼質與能而得名正於石脂同意闕孝忠妄以方解石爲石膏況石膏味甘辛本陽明經藥陽明主

肌肉其甘也能緩脾益氣止渴去火其辛也能解出汗上行至頭又入手太陰手少陽彼方解石止有體重實堅性寒而已求其所謂有膏而可爲三經之主者安在哉醫欲責效不亦難乎又云軟石膏可研爲末醋丸如菉豆大以瀉胃火痰火食積

殊驗

按石膏沉陰下降有肅殺而無生長宜適事爲故毋恣意用之致伐資生之本也

硫黄

本草云硫黄出廣南及榮州色如鵝黄者佳

氣温　大熱　味酸　有毒

本草云主婦人陰蝕疽痔惡血堅筋骨除頭禿療心腹積聚邪氣冷癖在脇欬逆上氣脚冷痛弱無力及鼻衄惡瘡下部䘌瘡止血殺疥虫

液云如太白丹佐以硝石來復丹用硝石之類至陽佐以至陰與仲景白通湯佐以人溺猪胆汁大意相同所以去格拒之寒兼有伏陽不得不爾如無伏陽只是陰證更不必以陰藥佐之也硫黄亦

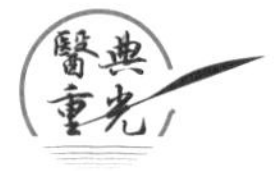

號將軍功能破邪歸正返滯還清挺出陽精消陽

化魄生䰟

衍義云今人用治下元虛冷元氣將絶久患寒泄

脾胃虛弱欲垂命盡服之無不効中病當便已不

可盡劑

雄黄

抱朴子云雄黄武都山所出赤如雞冠光明曄曄

者乃可用耳

氣温寒　味甘苦　有毒

本草云主寒熱鼠瘻惡瘡疽痔死肌瘰疬亜（堊）瘡

目痛鼻中息肉及絕筋破骨百草中大風積聚癖

氣中惡腹痛鬼疰

盆硝　即芒硝

今注出益州朴硝取汁煉之令藏半投於盆經宿

乃有細芒瑩徹可愛

氣寒　味鹹

本草云主五臟積聚久熱胃閉除邪氣破留血腹

中痰火結搏通經脉及月水破五淋消腫毒療天

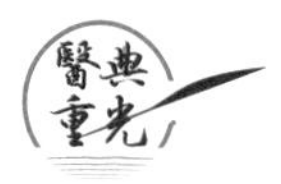

行熱病

藥性論云使味鹹有小毒通月閉癥瘕下瘰癧黄

疸主漆瘡散惡血

成聊攝云熱淫所勝治以鹹寒芒硝之鹹以攻蘊

熱又云芒硝一名硝石以其鹹能耎堅

潔古云芒硝性寒味鹹氣薄味厚沉而降陰也其

用有三去實熱一去腸中垢二堅積熱塊三也孕

婦忌之又云鹹寒純陰熱淫於内治以鹹寒

丹溪云治胞衣不下以童便調芒硝一二錢熱服

之立下牛馬胞不下亦可用之

海藏云硝石味鹹而辛辛微緩于鹹硝石者硝之總名也但不經火者謂之生硝朴硝經火者謂之盆硝芒硝古人用辛今人用鹹辛能潤燥鹹能軟堅其意皆是老弱虛人不可下者若欲用者以玄明粉代之尤佳　仲景只用芒硝不用朴硝惡其太峻也

本經云利小便而墮胎傷寒妊娠不可下者用此兼以大黃引之直入大腸潤燥軟堅瀉熱子母俱

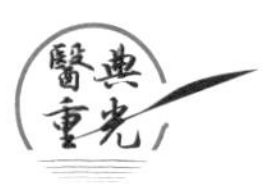

安内經云有故無殞亦無殞也此之謂歟以在下
言之則便溺俱除以前後言之則前氣後血以腑
言之則總主大小便難溺澁秘結俱爲水少經言
熱淫于内治以鹹寒佐以苦辛故用芒硝大黄相
須爲使也

丹溪云硝屬陽金而有水與火土善消化驅逐而
經言無毒化七十二種石不獨而能之乎以之治
病則治其用病退則已若玄明粉者以其火煆而
成其性當温遂日常服多服久服皆可豈理也哉

玄明粉

氣冷　味辛甘　無毒

液云治心熱煩燥五臟宿滯癥瘕明目退膈上虛熱消腫毒註中有治陰毒一句非伏陽不可用若止用此除陰毒殺人甚速牙硝條下太清鍊靈砂補注謂陰極之精能化火食之毒

仙經云陰中有陽之物

東垣云玄明粉大抵用此以代盆硝者佳

海藏云本草注云治骨蒸五勞驚悸熱毒風等服

之立愈正經云味甘辛性冷則治熱病明矣兼味辛又鹹此能潤燥而軟堅也非大便燥結脉滑有力而洪大者不宜服

臘月將朴硝十斤蘿蔔十斤冬瓜五斤豆腐三斤同煮露天底味竟去鹹入罐火煅而成者方妙

禹餘粮

陶隱居云今多出東陽形如鵝鴨卵外有殼重叠中有黄細末無砂者爲佳近年茅山鑿地大得之昔禹行山乏食採此充粮

蕭炳云生東海池澤及山島中牡丹皮爲使

氣寒　味甘　無毒

本草云主欬逆寒熱煩滿下痢赤白血閉癥瘕大

熱

本經云重可去怯禹餘粮之重爲鎮固之劑

本草註云仲景治傷寒下痢不止心下痞硬利在

下焦者赤石脂禹餘粮湯主之赤石脂禹餘粮各

一斤並碎之以水六升煎取二升去柤分二服

雷公云看如石輕敲便碎可如粉也兼重重如葉

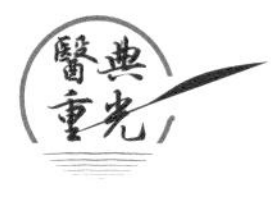

子雌黄此能益肝安

張仲景治傷寒下痢不止心痞悶赤石脂禹餘粮

湯主之

代赭石

氣寒　味甘苦　無毒　一名須丸出姑幕者名須

丸出代郡名代赭

入手少陰經

足厥陰經

本草云主鬼疰賊風蠱毒殺精物惡鬼腹中毒邪

氣女子赤沃漏下帶下百病産難胞衣不出墮胎

養血除五臓血脉中熱血痺血瘀大人小兒驚氣

入腹及陰痿不起

聖濟經云怯則氣浮重則所以鎮之怯者亦驚也

藥性論云畏天雄乾薑爲使

火煆醋淬七次研細末飛　不入湯藥

鉛丹　即黄丹

氣微寒　味辛　有毒

本草云主吐逆反胃驚癇癲疾除熱下氣止小便

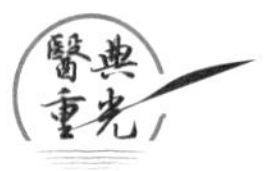

利除毒熱筋攣金瘡溢血又云鎮心安神止吐血

潔古云本經言澁可去脫而固氣成無巳云鉛丹

收斂神氣以鎮驚也

丹溪云鉛丹屬金而有土與木火丹出於鉛而日

華子云凉無毒予竊疑焉曾見一中年婦人因多

子於月内服鉛丹二兩遂四肢氷冷強直食不入

口時正仲冬遂急服理中湯加附子與數十貼而

安謂之凉而無毒可乎

衍義云治瘧久不愈用百草霜黄丹等分細研每

服二錢於發日空心米飲調服之立時効

鉛粉

味辛甘寒無毒殺三虫去鼈瘕療惡瘡墮胎藥性云治積聚不消焦炒止小兒疳痢

本草云一名胡粉一名定粉一名瓦粉仲景猪膚湯用白粉非此白粉即白米粉也黄延非治胸中寒是治胸中塞誤寫作寒字

陳藏器云主久痢成疳粉和水及雞子白服以糞黑爲度爲其殺虫而止痢也

赤石脂

蘇恭云今出潞州以色鮮膩者為勝採無時

氣大溫　味甘酸辛　無毒

本草云主養心氣明目益精療腹痛泄澼下痢赤白小便利及癰疽瘡痔女子崩中漏下產難胞衣不出久服補髓好顏色益志不飢輕身延年五色石脂各入五臟補益

東垣云赤石脂白石脂並溫無毒畏黃芩芫花惡

大黃

本經云澁可去脫石脂爲收斂之劑胞衣不出澁劑可以下之赤入丙白入庚

珍云赤白石脂俱甘酸陽中之陰固脫

紫石英

圖經云今隴州山中多出其色淡紫其實瑩徹隨其大小皆五稜兩頭如箭鏃者佳服而無毒

氣溫　味甘辛　無毒

入足厥陰經　手少陰經

本草云主心腹欬逆邪氣補不足女子風寒在子

宮絕孕十年無子療上氣心腹痛寒熱邪氣結氣

補心氣不足定驚悸安寬鬼堪下焦止消渴除胃

中久寒散癰腫令人悅澤久服溫中輕身延年得

茯苓人參芎藭共療心中結氣得天雄菖蒲共療

霍亂長石爲之使畏扁青附子不欲鮀甲黃連麥

荀蓝

衍義云仲景治風熱瘈瘲風引湯紫石英白石英

寒水石石膏乾薑大黃龍腦牡礪甘草滑石等分

右㕮咀以水一升煎去三分食後量多少溫呷之

不用查立効

伏龍肝　此竈中對釜月下黄土也

氣溫　味辛

時習云主婦人崩中吐血止欬逆止血消癰腫

衍義云婦人惡露不止蚕沙一兩炒伏龍肝半兩

阿膠一兩同爲末溫酒調空心服二三錢以止爲

度

藥性論云單用亦可鹹無毒催生下胞及小兒夜

啼

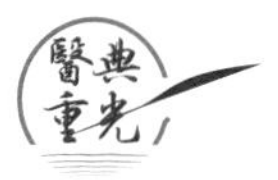

日華子云熱微毒治鼻洪腸風帶下血崩泄精尿血

白礬

今出益州雷公云成塊光瑩如水晶者佳

氣寒　味酸　無毒

本草云主寒熱泄瀉下痢白沃陰蝕惡瘡消痰止渴除痼熱治咽喉閉目痛堅骨齒

藥性論云使有小毒生含嚥津治急喉痺

一切癰毒瘡癬用生礬入水化開用皮紙蘸礬水

頻搽患處自消

稀涎散同皂荚研末些須吐風痰通竅如神　蠟礬丸和蜜蠟丸吞平瘡腫護膜要劑　風濕久服其涎從小便中出用生礬細茶等分爲末蜜丸桐子大每服三十丸茶清送下　齁喘用枯礬末一匙臨卧滚白湯調下三四次愈　鼻中瘜肉臭不可近痛不可摇枯礬和硇砂少許吹之化水而消口瘡生礬二錢硼砂一錢爲末蜜調敷患處　中風痰厥不省人事用生礬末二三錢生薑汁調

灌服滿頭生小𤺋子用生𧉭地膚子煎水洗數次

即去楊梅瘡初起用生𧉭末擦手足心　腦漏流

膿涕用枯𧉭血餘灰等分爲末青魚膽拌成餅陰

乾研細吹鼻中小兒牙疳用生𧉭裝五倍子内燒

過爲末擦上咽喉腫痛水漿不入死在須臾或乳

䴈閉喉用枯𧉭白殭蠶雄黄硼砂等分爲末吹之

立已

自然銅

味辛平寒有小毒療折傷散血止痛

丹溪云自然銅世以爲接骨藥然此等方儘多大抵妙在補虛補血補胃俗工不知惟求速効以罔利迎合病人之意而自然銅非煆不可服若服新出火者其火毒金毒相扇又挾香熱藥之毒雖有接傷之功其燥散之禍甚於刀劍戒之戒之

雷公曰石髓鉛即自然銅也凡使勿用方金牙其方金牙真似之若餌吐煞人其石髓鉛色似乾銀泥如採得先捶碎同甘草湯煮一伏時漉出令乾入臼中搗重篩過以醋浸一宿用六一泥泥磁盒

於文武火中養三日夜取出研如粉用之

鹵鹹　一名鹼

唐本注云生河東是鹼

味苦鹹　寒　有小毒

丹溪云石鹼去濕熱消痰磨積塊洗滌垢膩量虛實用之若過服則頓損又云石鹼阿魏皆消積塊

硇砂　毒物

本草云硇砂出西涼今河東陝西近邊州郡有之

顆塊光明大者有如拳小者如指面者佳

味鹹

本草云破堅癖獨不用入羣隊用之味鹹苦辛温有毒不宜多服主積聚破結血爛胎止痛下氣療咳嗽宿冷去惡肉生好肌柔金銀可爲銲藥

藥性論云有大毒畏漿水忌羊血味酸鹹能腐壞人腸胃生食之化人心爲血能除冷病大益陽事

日華子云北庭砂味辛酸暖無毒畏一切酸補水臟暖子宮消冷癖瘀血宿食氣塊痃癖及婦人血氣心痛血崩帶下凡修製用黄丹石灰作匱煅赤

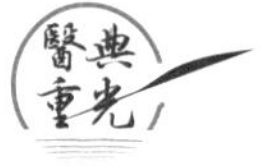

使用無毒柔金銀駝馬藥亦用

今人作銲藥乃用硼砂硼砂出南海性温平其狀

甚光瑩治咽喉最爲要切

東流水

味平　無毒

時習云千里水及東流水主病後虚弱揚之萬過

煮藥取禁神劾二者皆堪蕩滌邪穢此水潔淨誠

與諸水不同爲雲母所畏錬雲母粉用之

繅絲湯

丹溪云口乾消渴者可用此吐之此物爲火有陰之用能洩膀胱水中相火以飲清氣上朝於古按究原方治消渴以繰絲湯飲之或以繭殻絲綿煮湯飲之亦可

漿水

丹溪云味甘酸而性凉善走化滯物解煩渴衍義云漿水不可同李實飲令人霍亂

麻沸湯

成聊攝云瀉心湯以麻沸湯漬服者取其氣薄而

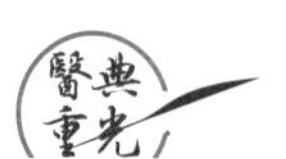

瀉虛熱也

十二水

或問醫家以水烹煮藥石本草著名頗多夫何一水之用而有許多名類必其能各有所長請逐一明言其故

曰長流水即千里水也但當取其流長而來遠者以其性遠而通達歷科坎已多故取以煎煮手足四末之病道路遠之藥及通利大小便之用也

急流水湍上峻急之流水也以其性速急而達下

故待取以煎通利二便及足脛以下之風藥也

順流水其性順而下流故亦足以治下焦腰膝之證及通利二便之用也

逆流水慢流洄瀾之水也以其性逆而倒流故取以調和發吐痰飲之劑也

藥性論云半天河水微寒惟竹籬頭及高樹穴中盛者能治精神恍惚妄語勿令病人知之與飲立瘥

半天河水卽長桑君授扁鵲飲以上池之水乃竹

籬藩頭晉内之積水取其清潔自天而降未受下

流汚濁之氣故可以爲煉還丹調仙藥之用也

春雨水立春日空中以器盛接之水也其性始得

春升生發之氣故可以煮中氣不足清氣不升之

藥也古方謂婦人無子者於立春日清晨以氣盛

空中之雨水或此日百草晞露之水夫妻各飲一

杯還房當即有孕取其資始資生發育萬物之義

耳

本草云味甘無毒在百草頭愈百病止消渴栢葉

上者明目百花上令人好顏色

秋露水其性禀收斂肅殺之氣故可取以烹煎殺祟之藥及調敷殺癩虫疥癬諸虫之劑也

井花水清晨井中第一汲者其天一真精之氣浮結于水面故可取以烹煎補陰之劑及修煉還丹之用令好清之士每日取以烹春茗而謂清利頭目最佳其性味同於雪水也

本草云甘溫無毒除風補衰令人好顏色菊英水也

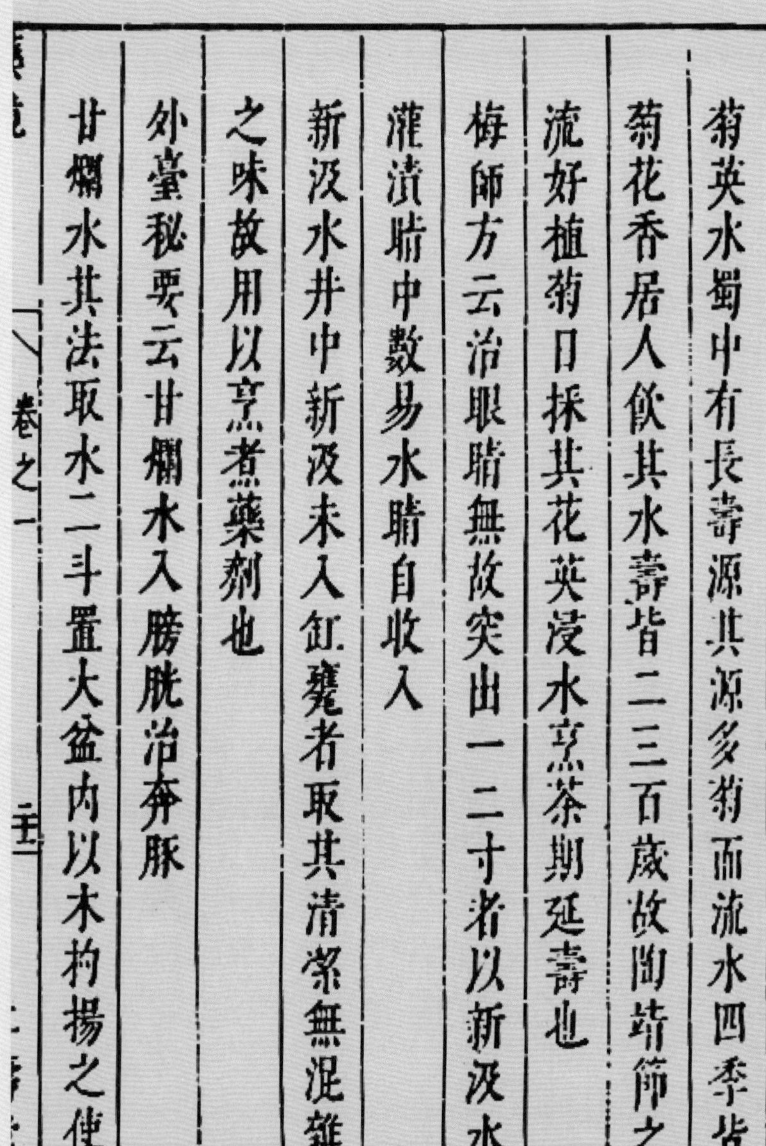

菊英水蜀中有長壽源其源多菊而流水四季皆菊花香居人飲其水壽皆二三百歲故陶靖節之流好植菊日採其花英浸水烹茶期延壽也

梅師方云治眼睛無故突出一二寸者以新汲水灌漬睛中數易水睛自收入

新汲水井中新汲未入缸甕者取其清絜無混雜之味故用以烹煮藥劑也

外臺秘要云甘爛水入膀胱治奔豚

甘爛水其法取水二斗置大盆内以木杓揚之使

水珠沫液盈於水面乃收用之其水與月窟水性同取其味甘温而性柔故可以烹傷寒陰證等之藥也

成無已云煎用甘爛水者揚之無力取其不助腎氣也

潦水又名無根水山谷中無人跡去處新土科凹中之水也取其性不動搖而有土氣内存故可以煎調脾進食補益中氣之劑也

成無巳云用潦水取其味薄則不助濕氣

終

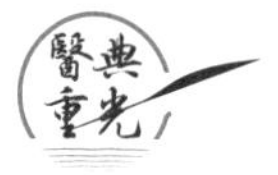

仁壽堂藥鏡卷之二

潛庵居士輯

木部

桂 桂心　肉桂　桂枝附

陶隱居云今出廣州者佳桂陽縣者次之

氣熱　味甘辛　有小毒

入手少陰經

桂枝入足太陽經

本草云主溫中利肝肺氣心腹寒熱冷疾霍亂轉

筋頭腰痛出汗止煩止唾咳嗽鼻齆能墮胎堅骨節通血脉理踈不足宜導百藥無所畏久服神仙潔古云補下焦熱火不足治沉寒痼冷及表虛自汗春夏二時爲禁藥也主治祕訣云滲泄止渴去榮衛中之風寒仲景傷寒論發汗用桂枝者乃桂條非身幹也取其輕薄而能發散今又有一種柳桂乃桂枝嫩小枝條也尤宜入治上焦藥用也主治秘訣云桂枝性熱味辛甘氣味俱薄體輕而上行浮而升陽也其用有四去傷寒頭痛開腠理解

表去皮膚風熱

東垣云肉桂味辛甘大熱純陽溫中利肺氣發散表邪去榮衛中風寒秋冬治下部腹痛非桂不能止之○又云桂枝味辛性熱氣味俱輕陽也升也故能上行發散於表收内寒則用牡桂辛熱散經寒引導陽氣若熱以使正氣虛者以辛潤之散寒邪治奔豚又云或問本草云桂能止煩出汗仲景或云復發其汗或云先其時發汗或云當以得汗解或云當發汗更發汗并發汗宜桂枝湯凡數處

言之則是用桂枝發汗也又云無汗不得服桂枝又云汗家不得重發汗又云發汗過多者用桂枝甘草湯則是用桂枝閉汗也一藥二用如何明得仲景發汗閉汗與本草之義相通爲一荅曰本草言桂味辛甘大熱無毒能宣導百藥通血脉止煩出汗者是調其血而汗自出也仲景云藏無他病發熱自汗者此是衛氣不和也又云自汗者爲榮氣不和榮氣不和則內外不諧蓋衛氣不與榮氣相和諧也若榮氣和則愈矣故用桂枝湯調和榮

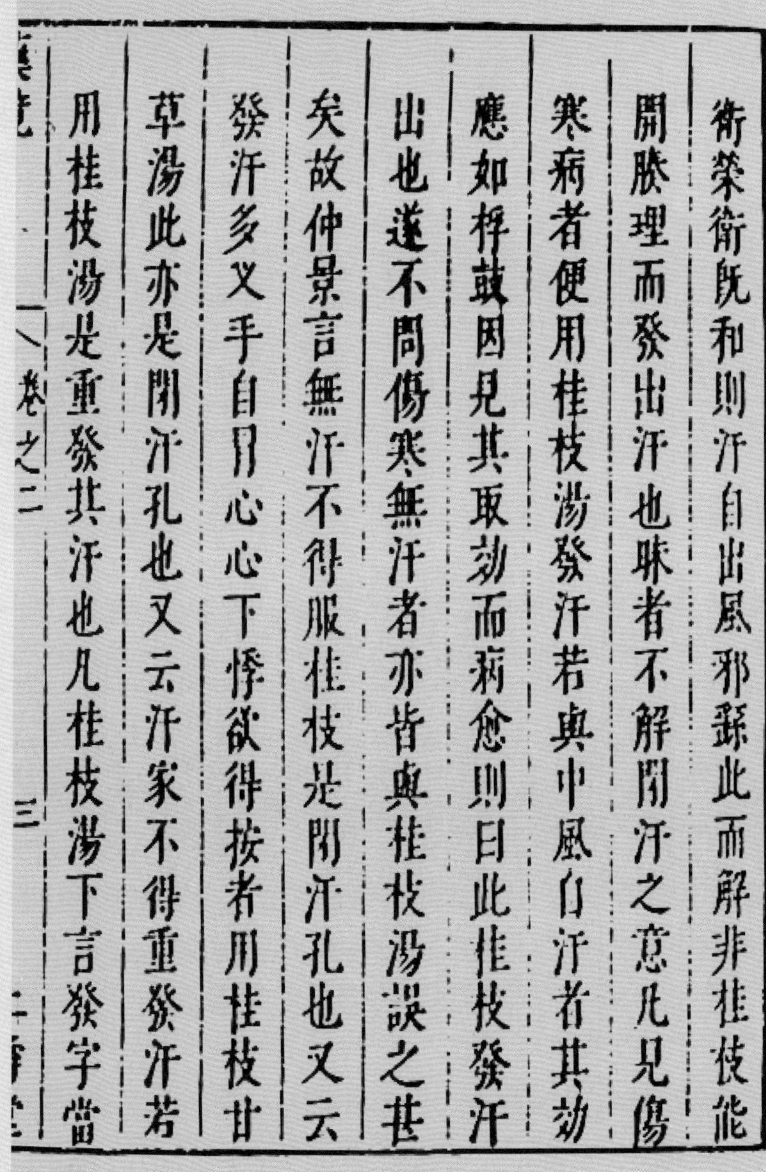

衛榮衛既和則汗自出風邪踈此而解非桂枝能開腠理而發出汗也昧者不解閉汗之意凡見傷寒病者便用桂枝湯發汗若與中風自汗者其効應如桴鼓因見其取効而病愈則曰此桂枝發汗出也遂不問傷寒無汗者亦皆與桂枝湯誤之甚矣故仲景言無汗不得服桂枝是閉汗孔也又云發汗多叉手自冒心心下悸欲得按者用桂枝甘草湯此亦是閉汗孔也又云汗家不得重發汗若用桂枝湯是重發其汗也凡桂枝湯下言發字當

認自出字是汗自然出也非若麻黄能開腠理而發出汗也本草出二字下文有通血脉一句此非三焦衛氣皮毛中藥此乃榮血中藥也如此則出汗二字當認作榮衛和自然汗出耳非是桂枝開腠理發出汗也故後人用桂治虚汗讀者當逆察其意可也噫神農作之於前仲景述之於後前聖後聖其揆一也

海藏云桂有菌桂牡桂筒桂肉桂板桂桂心官桂之類用者罕有分别大抵細薄者爲枝爲嫩厚脂

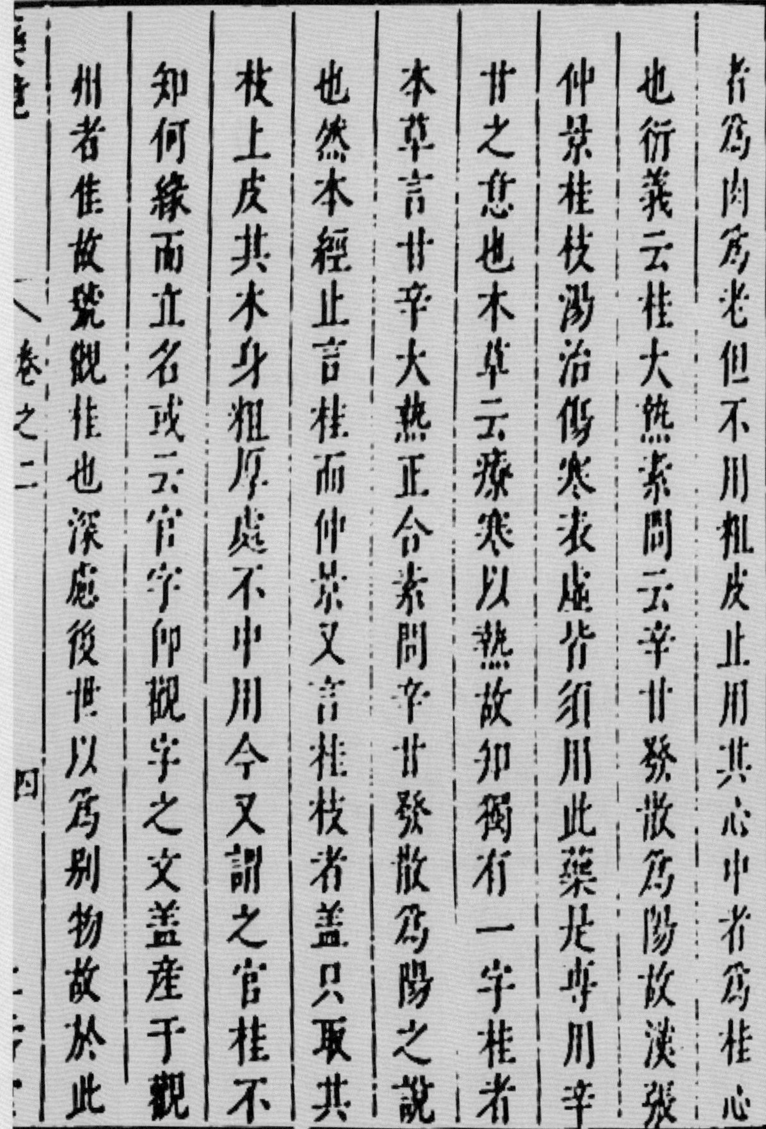

者爲肉爲老但不用粗皮止用其心中者爲桂心也衍義云桂大熱素問云辛甘發散爲陽故漢張仲景桂枝湯治傷寒表虛皆須用此藥是專用辛甘之意也本草云療寒以熱故知獨有一字桂者本草言甘辛大熱正合素問辛甘發散爲陽之說也然本經止言桂而仲景又言桂枝者蓋只取其枝上皮其木身粗厚處不中用今又謂之官桂不知何緣而立名或云官字仰觀字之文蓋產于觀州者佳故號觀桂也深處後世以爲別物故於此

書之然筒桂厚實氣味重者宜入治藏及下焦藥輕薄者宜入治頭目發散藥故本經以菌桂養精神牡桂利關節仲景傷寒發汗用桂枝桂枝者桂條也非身幹也取其輕薄而能發散一種柳桂乃小嫩枝條也尤宜入上焦藥仲景湯液用桂枝發表用肉桂補腎本乎天者親上本乎地者親下理之自然此藥能護榮氣而實衛氣桂枝發表則在足太陽經桂心入心則在手少陰經

丹溪云桂虛能補此大法也仲景救表用桂枝非

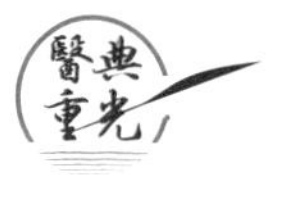

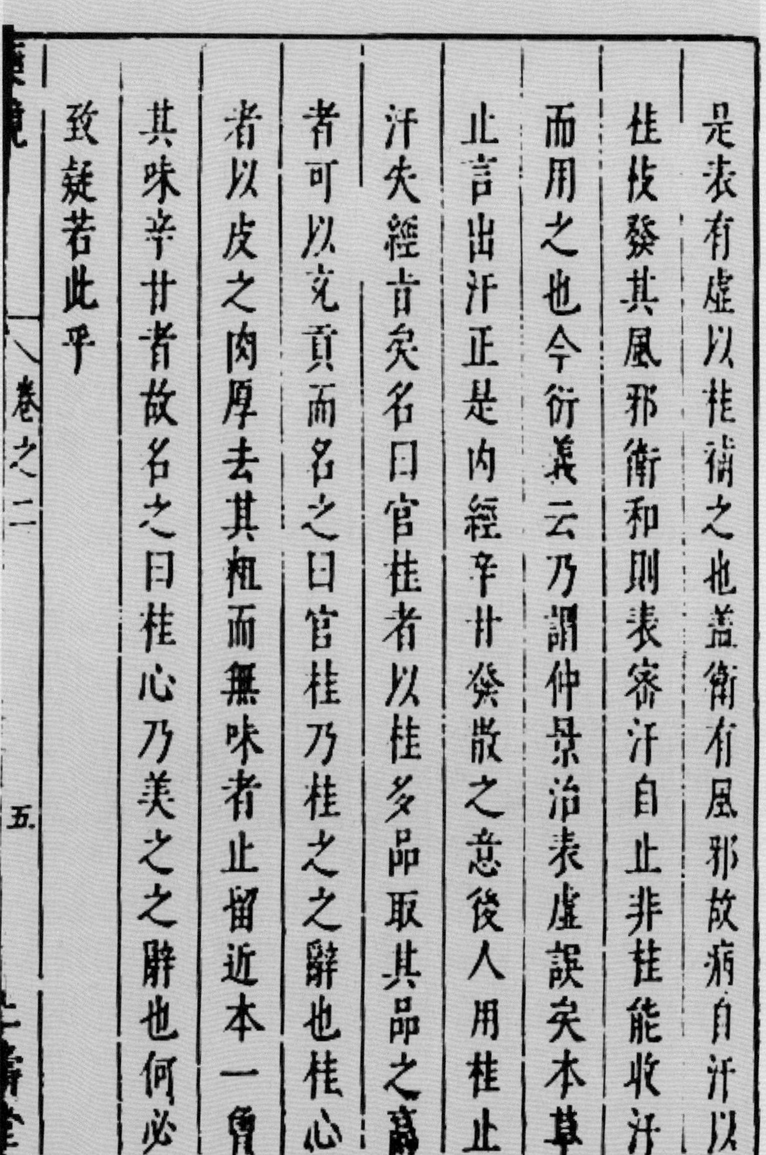

是表有虚以桂補之也蓋衛有風邪故病自汗以桂枝發其風邪衛和則表密汗自止非桂能收汗而用之也今衍義云乃謂仲景治表虚誤矣本草止言出汗正是内經辛甘發散之意後人用桂止汗失經旨矣名曰官桂者以桂多品取其品之高者可以充貢而名之曰官桂乃桂之之辭也桂心者以皮之肉厚去其粗而無味者止留近本一層其味辛甘者故名之曰桂心乃美之之辭也何必致疑若此乎

曾世榮曰小兒驚風及瀉宜用五苓散以瀉丙火滲土燥內有桂能抑肝風而扶脾土也醫餘錄云有人患眼痛脾虛不能食肝脉盛脾脉弱用凉藥治汗則脾愈虛用煖藥治脾則肝愈盛但於平藥中倍加肉桂殺肝而益脾一治兩得之傳云木得桂而枯是也　按桂之說紛紛不齊愚細考研訪種類原有四樣惟以辛香者爲勝至於肉桂桂心桂枝此非異種乃一種而非三用也中半以下爲肉桂主下焦正中者爲桂心主中焦中半以上爲

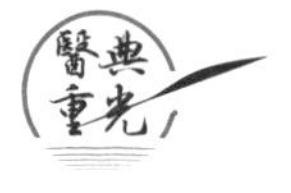

桂枝主上焦此親上親下之道也桂心之説從來
未明皆以去皮者爲是不知凡用桂必去皮豈皆
名桂心耶故特表明之令人又誤以薄者名官桂
不知官桂者桂之總名李蘄州所謂上等供官之
桂也忌火生葱石脂其在下最厚者名肉桂入腎
肝二經經曰利關節補中氣隱居曰冷疾腰痛止
煩墮胎堅筋骨通血脉理不足宣百藥潔古曰補
下焦不足沉寒痼冷秋冬下部腹痛時珍曰陰盛
失血瀉痢代肝　其在中次厚者名桂心入心脾

二經甄權曰九種心痛腹痛壅痺殺三虫大明曰補勞傷通九竅生肌肉利關節破癥癖殺草木毒時珍曰托癰疽痘瘡能引血化汗化膿　其在上薄者名薄桂即桂枝入肺膀胱二經經曰上氣咳逆結氣喉痺隱居曰通脉出汗甄權曰冷風疼痛潔古曰傷風頭疼皮膚風濕成無巳曰利肺氣丹溪曰横行手臂治痛風

茯神

陽也　味甘　無毒　入心與肝經

本草云主癖不祥恚怒善忘五勞七傷用甘草防
風芍藥紫石英麥門冬共療五藏惡白斂畏牡礪
蠓石地榆雄黄秦艽龜甲
珍日治風眩心虛非此不能安
藥性論云君主驚癇安神定志補虛之主心下急
痛堅滿人虛而小便不利者

茯苓

陶隱居云今出鬱州形如鳥獸龜鼈者良
氣平　味淡　味甘而淡陽也　無毒

白者入手太陰經足太陽經少陽經

赤者入足太陰經足太陽經少陽經

惡白薇畏牡蒙地榆雄黃秦艽龜甲忌醋及酸物

去皮

本草云主胷脇逆氣憂恚驚邪恐悸心下結痛寒熱煩滿咳逆口焦舌乾利小便止消渴好唾大腹淋瀝消膈中痰水水腫淋結開胷腑調臟氣伐腎邪長陰益氣力保神守中

象云止渴利小便除濕益燥和中益氣利腰臍間

血爲主治小便不通溺黄或赤而不利如小便利

或數服之則大損人目如汗多人服之損眞氣夭

人壽　醫云赤瀉白補上古無此說去皮用

心云淡能利竅甘以助陽除濕之聖藥也味甘平

補陽益脾逐水濕淫所勝小便不利淡味滲泄陽

也治水緩脾生津導氣

液云入足少陰手足太陽色白者入辛壬癸赤者

入丙丁伐腎邪小便多能止之小便澁能利之與

車前子相似雖利小便而不走氣酒浸與光明硃

砂同用能秘真味甘平如何是利小便

時珍曰本草止言利小便伐腎邪至東垣海藏乃言小便多者能止濇者能通同硃砂能秘真元丹溪又言陰虛者不宜用何哉茯苓淡滲上行生津滋水之源而下降利便故絜古謂其屬陽浮而升言其性也東垣謂其陽中之陰降而下言其功也素問曰飲食入胃遊溢精氣上輸於肺通調水道下輸膀胱則利水之藥皆上行而後下降非直下行也小便多其源亦異素問云肺氣盛則便數虛

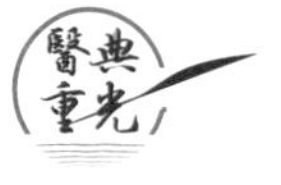

則小便遺心虚則少氣遺溺下焦虚則遺溺胞移熱於膀胱則遺溺膀胱不約爲遺厥陰病則遺溺所謂肺氣盛者實熱也其人必強壯宜茯苓以滲其熱故曰小便多者能止也若肺虚心虚胞熱厥陰病者皆虚熱也必上熱下寒而虚弱法當用升陽之藥以升水降火膀胱不約下焦虚者乃火投於水水泉不藏脱陽之症必肢冷脉遅法當用温熱之藥峻補其下皆非茯苓可治故曰陰虚者不宜用也　按茯苓假松之餘氣而成無中生有得

坤厚之精故爲脾家要藥其體在下故其用亦下行而利便逐妄水以益脾不傷真液也茯神抱根而生有依守之義故多安神之功

琥珀

禹錫云楓脂入地千載變成琥珀

氣平　味甘　陽也

入心脾小腸三經

珍云利小便清肺

本草云安五臟定魂魄消瘀血通於五淋作細用

藥性論云君治産後血疹痛

日華子云療蠱毒壯心明目磨翳止心痛癩邪破

癥結

藏器曰止血生肌合金瘡

丹溪云古方用以燥脾土有功脾能運化肺金下

降故小便可通若血少不利者反致燥急之苦

按珀有下注之象且得艮止之義故得安神下血

物理昭然　琥珀以手摩熱可拾芥者爲真茯苓

琥珀皆自松出而所禀各異茯苓生成於陰琥珀

生於陽而成於陰故皆治榮而安心利水也

雷公云製用水調側栢子末安于磁鍋中安琥珀於末中煮從巳至申取出搗如粉重篩用

栢子仁

圖經云乾州者最佳三月開花九月結子

氣平　味甘辛　無毒

入肝脾腎三經

本草云主安五臟除風濕痹益氣血脉長生令人潤澤美顏色耳目聰明用之則潤腎之藥也

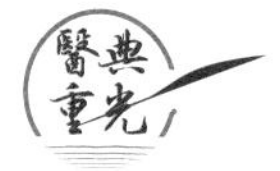

藥性論云栢子仁者惡菊花畏羊蹄草能治腰腎中冷膀胱冷膿宿水興陽道益壽去頭風治百邪鬼魅主小兒驚癎栢子仁古方十精丸用之

按栢子仁性平而不寒不燥甘而補辛而潤其氣芬芳能透心腎而益脾胃仙家上品藥也栢葉止血益人丹溪稱其屬金善守爲補陰要藥春採東夏採南秋採西冬採北方得節候生氣

側栢葉

氣微溫　味苦　無毒

入膀胱小腸三經

本草云主吐血衄血及痢血崩中赤白輕身益氣

令人耐寒暑

日華子云栢葉取汁塗鬓髮永黑不白

藥性論云側栢葉苦辛性澁治冷風歷節疼痛止

尿血與酒相宜

栢皮

本草黑字栢白皮主火灼爛瘡長毛髮

日華子云栢白皮無毒

酸棗

嵩陽子云余家於滑臺今酸棗縣卽滑之所屬邑也其地名酸棗焉其核微圓其仁稍長色赤

氣平　味酸　無毒

本草云主心腹寒熱邪結氣聚四肢酸疼濕痺煩心不得眠臍上下痛血轉久泄虛汗煩渴補中益肝氣堅筋骨助陰氣令人肥健久服安五藏輕身延年

胡洽治振悸不得眠人參白朮白茯苓甘草生姜

酸棗仁六物煮服　按聖惠方云胆虚不眠寒也炒爲末竹葉湯服盖以肝胆相依血虚則肝虚胆亦虚得熟者以旺肝則木來制土脾主四肢又主困倦故令人睡濟衆方云胆實多睡熱也生研爲末薑茶湯調服盖棗仁秋成者也生則全金氣而制肝脾不受侮而運行不睡矣

槐實

味甘酸　鹹寒　無毒

珍云與祇仁治證同

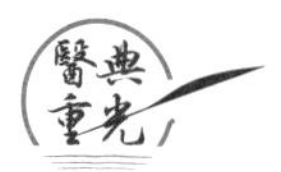

藥性論云臣治大熱難產皮煮汁淋陰囊墜腫氣

痛又槐白皮治口齒風痛

日華子云槐子治丈夫女人陰瘡濕痒催生吞七

粒皮治中風皮膚不仁喉痹洗五痔產門痒痛及

湯火瘡煎膏止痛長肉消癰腫

別錄云八月斷槐大枝使生嫩蘖煮汁釀酒療大

風痿痹甚効槐耳主五痔心痛女人陰中瘡痛景

天爲之使槐花味苦無毒治五痔心痛眼赤殺腹

臓虫及熱治皮膚風腸風瀉血赤白痢槐膠主一

切風化痰治肝臟風筋脉抽掣急風口噤四肢不收頑痺或毒風周身如虫行或破傷風口眼偏斜腰膝強硬槐葉平無毒煎湯洗小兒驚疳壯熱疥癬丁瘡皮莖同用良

產寶云瘡崩中不止槐實燒灰存性爲末以酒服二錢

槐花

苦薄陰也

珍云凉大腸熱

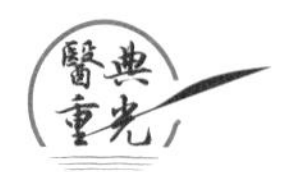

本草云殺腹藏虫并腸風瀉血赤白痢

蔓荆子

圖經云今秦隴明越州多有之

氣清　味辛溫苦甘　陽中之陰　太陽經藥

象云治太陽經頭痛頭昏悶除目暗散風邪藥胃

虛人勿服恐生痰疾揀淨杵碎用

珍云凉諸經血止頭痛主目睛内痛

本草云惡烏頭石膏

藥性論云治賊風能長髭髮

大腹子

本草云生南海諸國

氣微温　味辛　無毒

本草云主冷熱氣攻心腹大腸壅毒痰膈醋心并

以姜鹽同煎將習謂是氣藥也

孫真人云先酒洗後大豆汁洗

日華子云下一切氣止霍亂通大小腸健脾開胃

調中

按博異詩云曾踏大腹偶陰向堪異叢花秀在房

羽扇揮天從史載絲綸覆地見青囊斬關驍騎無
恩澤薄伐昭威凝雪霜前征未捷師先殞坐使英
雄淚滿堂此甚言其尅伐之禍也樹上多棲鵂鳥
染汙糞毒必多洗之

山茱萸

陶隱居云出海州近路諸山中色赤核小者佳惡
桔梗防風防已
氣平微溫　味酸　無毒
入足厥陰經少陰經

本草云主溫中逐寒濕痹強陰益精補髓能止小便入足少陰厥陰

聖濟經云滑則氣脫澁劑所以收之山茱萸之澁以收其滑仲景入八味丸用爲君主如何澁劑以通九竅

雷公云用之去核一斤取肉四兩緩火熬用能壯元氣秘精核能滑精故去之古云熬即今之炒也

珍云溫肝

本經云止小便利以其味酸可覩入八味丸用爲君

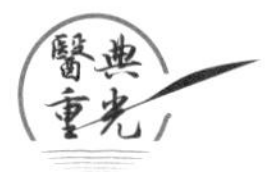

王其性味可知矣

藥性論亦云補腎添精

日華子亦云暖腰膝助水臟也

吳茱萸

圖經云生上谷今江浙有之三月開花紅紫色七

八月結子嫩時微黄成熟則深紫九月九日採陰

乾以鹽水洗百轉日晒乾存用之

氣熱　味辛甘　氣味俱厚陽中陰也

辛温大熱　有小毒

入足太陰經少陰經厥陰經

本草云主温中下氣止痛咳逆寒熱除濕血痹逐風邪開腠理去奏冷腹内絞痛諸冷實不消中惡心腹痛逆氣利五臟入足太陰少陰厥陰震坤合見其色綠

行義云此物下氣最速腸虚人服之愈甚麥實爲之使惡丹參消石白垂畏紫石英

心云去胃中逆氣不宜多用辛熱恐損元氣

象云食則令人口閉目瞪寒邪所隔氣不得上下

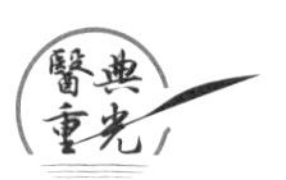

此病不已令人寒中腹滿膨脹下利寒氣諸藥不可代也洗去苦味日乾杵碎用垣曰濁陰不降厥氣上逆咽膈不通令人寒中腹滿下利用之如神無可代者時珍曰開鬱治吞酸疝氣　按茱萸辛熱能散能溫苦熱能燥能堅故所治之症皆取散寒溫中燥溫解鬱而已咽喉口舌生瘡以茱萸末醋調貼兩足心移夜便愈引熱下行也

益智

張仲景治嘔而胸滿者茱萸湯主之

山海經云益智子生崑崙國廣州記云益葉如蘘荷莖如竹箭子從心出一枝有十子子肉白滑令嶺南州郡往往有之

氣熱　味大辛　辛溫無毒

主君相二火手足太陰經

足少陰經

本是脾經藥

象云治脾胃中受寒邪和中益氣治多唾當於補中藥内兼用之勿多服去皮用

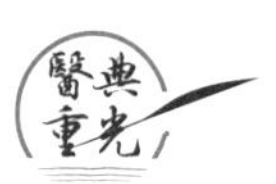

本草云主遺精虛漏小便遺瀝益氣安神補不足安三焦調諸氣夜多小便者取二十四枚碎之入鹽同煎服有効

液云主君相二火手足太陰足少陰本是脾藥在集香丸則入肺在四君子湯則入脾在大鳳髓丹則入腎脾肺腎互有子母相關　按益智行陽退陰之藥三焦氣弱者宜之士瀛曰心者脾之母進食不止于和脾火能生土當使心藥入脾藥中庶幾相得古人進食多用益智土中益火也

猪苓

藥性論云出衡山山谷微熱解傷温疫大熱發汗

主腫脹滿腹急痛

氣平　味甘苦甘寒　甘苦而淡甘重於苦陽也

無毒

入足太陽經少陰經

象云除濕此諸泆滲藥大燥亡津液無濕證勿服

去皮用

心云苦以泄滯甘以助陽淡以利竅故能除濕利

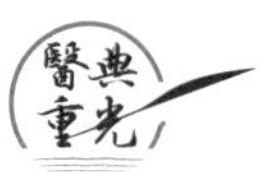

小便

珍云利小便

本草云主痎瘧解毒蠱疰不祥利水道能療妊娠淋又治從腳上至腹腫小便不利仲景少陰渴者猪苓湯入足太陽少陰

衍義云行水之功多久服必損腎氣昏人目果欲久服者便宜詳審

胡椒

日華子云胡椒生西戎主調五臟止霍亂心腹冷

痛及冷痢殺一切魚鱉毒

氣温　味辛　無毒

本草云主下氣温中去痰除藏腑中風冷向陽者爲胡椒向陰者爲蓽澄茄胡椒多服損肺味辛辣力大於漢椒

衍義云去胃中寒痰吐水食已即吐甚驗過劑則走氣大腸寒滑亦用須各以他藥佐之

川椒

圖經云椒生武都川谷如小豆顆皮紫赤色而圓

氣熱温　味大辛　辛温大熱有毒

象云主邪氣温中除寒痺堅齒髮明目利五臟須

炒去汗

心云去汗辛熱以潤心寒

本草云止邪氣欬逆温中逐骨節皮膚死肌寒濕

痺痛下氣除六腑寒冷傷寒温瘧大風汗不出心

腹留飲宿食腸癖下痢泄精女子字乳餘疾散風

邪瘕結水腫黄疸鬼疰蠱毒耐寒暑開腠理閉口

者殺人惡括蔞防葵畏雌黄

丹溪云紅椒屬火而有水與金有下達之能所以其子名曰椒目止行滲道不行穀道能下水燥濕世人服椒者無不被其毒以其久久則火自水中起誰能禦之

聖惠方治毒蛇入口中拔不出用刀破蛇尾內生椒三二粒裹著須臾即出

厚朴

陶隱居云今出建平山谷中忌諸豆乾薑爲之使惡澤瀉寒水石硝石

氣溫　味辛　陽中之陰　苦而辛　無毒

本草云主中風傷寒頭痛寒熱驚悸氣血痺死肌去三蟲溫中益氣消痰下氣療霍亂及腹痛脹滿胃中冷逆胸中嘔不止泄痢淋露除驚去留熱心煩滿厚腸胃

潔古云能除腹脹若元氣虚弱雖腹脹宜斟酌用之寒脹是也大熱藥中兼用結者散之乃神藥也誤服脫人元氣切禁之主治祕訣云性溫味苦氣味俱厚體重濁而微降陰中陽也平胃氣去腹脹

孕婦忌之又云腹脹用姜製厚朴

海藏云經言治中風傷寒頭痛温中益氣消痰下氣厚腸胃去腹脹滿果泄氣乎益氣乎若與枳實大黄同用則能泄實滿經云消痰下氣者是也若與陳皮蒼术同用則能泄實滿經曰温中益氣者是也若與解利藥同用則治傷寒頭痛與治痢藥同用則厚腸胃大抵苦温用苦則泄用温則補衍義云平胃散中用之最調中至今此藥盛行既能温脾胃氣又能走冷氣爲世所須也加減隨證如

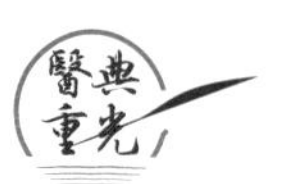

五積散治疫同功

丹溪云屬土而有火氣藥也溫而能散瀉胃中之實也而平胃散用之佐以蒼朮正爲瀉上焦之濕平胃土不使之太過而復其平以致於和而已非謂温補脾胃言也後人執之以爲補劑悮矣

沒藥

日華子云破癥瘕是波斯國彼處松脂也

味苦平　無毒

本草云主破血止痛療金瘡杖瘡諸惡瘡痔漏卒

下血目中瞖暈痛膚赤生波斯國似安息香共塊

大小不定黑色

乳香

廣志云乳香生南海色黄透明如乳頭者佳

潔古云辛熱純陽補腎及定諸經之痛

東垣云乳香味苦辛熱純陽療風水癰毒去惡風

心腹痛入丸散用之微炒殺毒得不粘

濟方治急慢驚風乳香半兩甘遂半夏各半兩

同研細每服五分用乳香湯調下或小便調

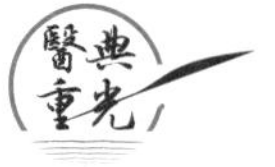

箬葉烘燥燈草同擂若合丸散羅細和入倘煎湯

液臨熟和調療諸毒惡瘡定諸經卒痛亦入敷膏

止痛長肉定痛走氣分

丁香

圖經云丁香出廣州者佳

氣温　味辛　純陽　無毒

入手太陰經

足陽明經少陰經

象云温脾胃止霍亂消痃癖氣脹反胃腹内冷痛

壯陽暖腰膝殺酒毒

珍云去胃中之寒

本草云主溫脾胃止霍亂擁脹風毒諸腫牙齒疳䘌能發諸香能療反胃腎氣奔豚氣陰痛壯陽暖腰膝消痃癖除冷勞

液云與五味子廣茂同用亦治奔豚之氣能泄肺能補胃大能療腎

丹溪云屬火而有金補瀉能走夫人口居上而地氣出焉肺行清令與肺氣相和惟有潤而甘芳自

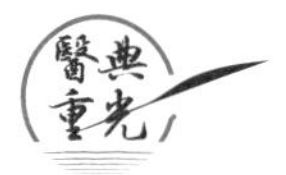

適焉有所謂口氣病者乎口有氣而已自嫌之以其脾有鬱火溢入肺中失其清和甘美之意而濁氣上于此所謂爲口氣病也若以丁香含之揚湯止沸爾惟以香薷煮汁飲之其効甚捷

時珍曰治小兒吐瀉痘瘡灰白大者名母丁香同姜汁塗白鬚孔中即生黑者抱朴子云凡目病以母丁香黄連乳汁煎注之皆愈此得辛散苦降養陰之妙陳承言不可點眼不知此理也　按丁香理元氣而驅寒開胃虚人嘔噦非此不能除第氣

血盛者禁服恐其助火僣上耳

雷公云丁香有雌雄顆大爲雌顆小爲雄大如棗

核方中多使雌者膏煎中用雄者

檀香

陳藏器云檀香出海南蜜白色者佳

氣温　味辛熱　無毒

入手太陰經

足少陰經

通行陽明經藥

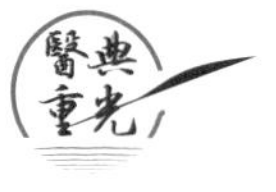

本草云主心腹痛霍亂中惡鬼氣殺蠱又云治腎氣諸痛腹痛消熱腫

東垣云能調氣而清香引芳香之物上行至極高之分最宜橙橘之屬佐以姜棗將以葛根豆蔻縮砂益智通行陽明之經在胸膈之上處咽嗌之中同為理氣之藥

蘇合香

珍云主心腹霍亂中惡引胃氣上升進食

味甘溫　無毒

本草云主辟惡殺鬼精物溫瘧蠱毒癇痓去三虫除邪令人無夢魘久服通神明輕身延年生中臺川谷

禹錫云按梁書云中天竺國出蘇合香是諸香汁煎之非自然一物也

沉香

通典云海南林邑國秦象郡林邑縣出沉香置水中則沉故名曰沉香不沉者曰棧香

氣微溫　陽也

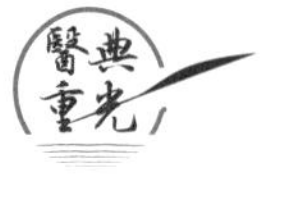

本草云治風水毒腫去惡氣能調中壯陽煖腰膝破癥癖冷風麻痺骨節不任濕風皮膚痒心腹痛氣痢止轉筋吐瀉

東垣云能養諸氣上而至天下而至泉用爲使最相宜

珍云補右命門

按元戎謂强忍房事致胞轉不通非沉香不治蓋以性沉下達故下部多功温中而不助火但多僞者須焚而辨之

龍腦

陶弘景云生西波律國是波律樹中脂也

味苦辛　微温　無毒

東垣云龍腦入腎治骨病

丹溪云龍腦屬火世知其寒而通利然未達其暖而輕浮飛揚局方但喜其香而貴細故動輒與射香同用而爲桂附之佐殊不知人身之陽易於動陰易於虧幸試思之

明淨狀若梅花辨者佳磁礶盛貯務加燈草或合

糯米炭不耗散氣味

主治内外障眼鎮心秘精別錄云婦人難産取龍腦末少許新汲水服

世人多用番硇混攪但番硇質重色苍加炒細不可不擇

墨

丹溪云墨屬金而有火與水入藥甚助補性

本草云味辛無毒止血治産後血暈

千金方治物落眼中不出好墨清水研點入即出

止血果莖因黑勝紅身衄吐血厚滴入血暈崩中

醋摩服

檳榔

陶隱居云出交州形小而味甘廣州以南者形大

而味澁

氣溫　味辛甘　味厚氣輕陰中陽也　純陽

無毒

象云治後重如神性如鐵石之沉重能墜諸藥至

於下極杵細用

心云苦以破滯辛以散邪專破滯氣下行

珍云破滯氣泄胃中至高之氣

本草云主消穀逐水除痰癖下三虫去伏尸癖寸

白虫

圖經云嶺南人啖之以當菓實得狀留藤與苑屋

子厌同蚍蟒之則柔滑甘美今不復細分但取雞

心狀存坐正穩心不虛破錦紋者爲佳

梔子

圖經云梔子生嶺南州谷今南方及西蜀有之二

一八　卷之二

三月生白花花皆六出甚芬香九月採實暴乾

氣寒　味微苦　味苦性大寒味薄陰中陽也無

毒

入手太陰經

象云治心煩懊憹而不得眠心神顛倒欲絶血滯

小便不利杵細用

心云去心中客熱除煩燥與豉同用

珍云止渴去心懊憹煩燥

本草云主五内邪氣胃中熱氣面赤酒皰皶鼻白

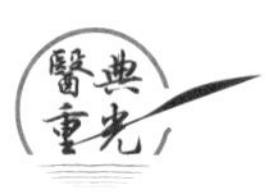

癩赤癩瘡瘍療目熱赤痛胷心大小腸大熱心中煩悶胃中熱氣

仲景用梔子治煩胷爲至高之分也故易老云輕浮而象肺也色赤而象火故能瀉肺中之火本草不言吐仲景用此爲吐藥梔子本非吐藥爲邪氣在上拒而不下故令上吐邪因得以出經曰其高者因而用之此之謂也或用梔子利小便實非利小便淸肺也肺氣淸而化膀胱爲津液之府小便得此氣化而出也本經謂治大小腸熱辛與庚合

又與丙合又能泄戊其先入中州故也入手太陰
梔子豉湯治煩燥煩者氣也燥者血也氣主肺血
主腎故用梔子以治肺煩用香豉以治腎躁躁者
懊憹不得眠也少氣虛滿者加甘草若嘔噦者加
生姜橘皮下後腹滿而煩梔子厚朴枳實湯下後
身熱微煩梔子甘草乾姜湯梔子大而長者染色
不堪入藥皮薄而圓七稜至九稜者名山梔子所
謂越桃者是也
衍義云仲景治傷寒發汗吐下後虛煩不得眠若

劇者必反覆顛倒心中懊憹以梔子豉湯治虛煩
故不用大黄以有寒毒故也梔子雖寒無毒治胃
中熱氣既亡血亡津液藏腑無潤養内生虛熱非
此不可除又治心經留熱小便赤澁去皮山梔子
火煨大黄連翹甘草炙等分末之水煎三錢匕服
之無不效
仲景傷寒論及古今諸名醫治發黄皆用梔子茵
陳香豉甘草四物等分作湯飲之又治大病起勞
復皆用梔子鼠矢等湯並利小便而愈其方極多

不可恐載用仁去心胸中熱用皮去肌表熱

兵部手集治頭痛不可恐多是風痰所致梔子末

和蜜濃敷舌上得吐即愈

黃蘗

本草云生漢中山谷及永昌惡乾漆

氣寒　味苦　苦厚微辛陰中之陽降也

無毒

足太陽經引經藥

足少陰經之剂

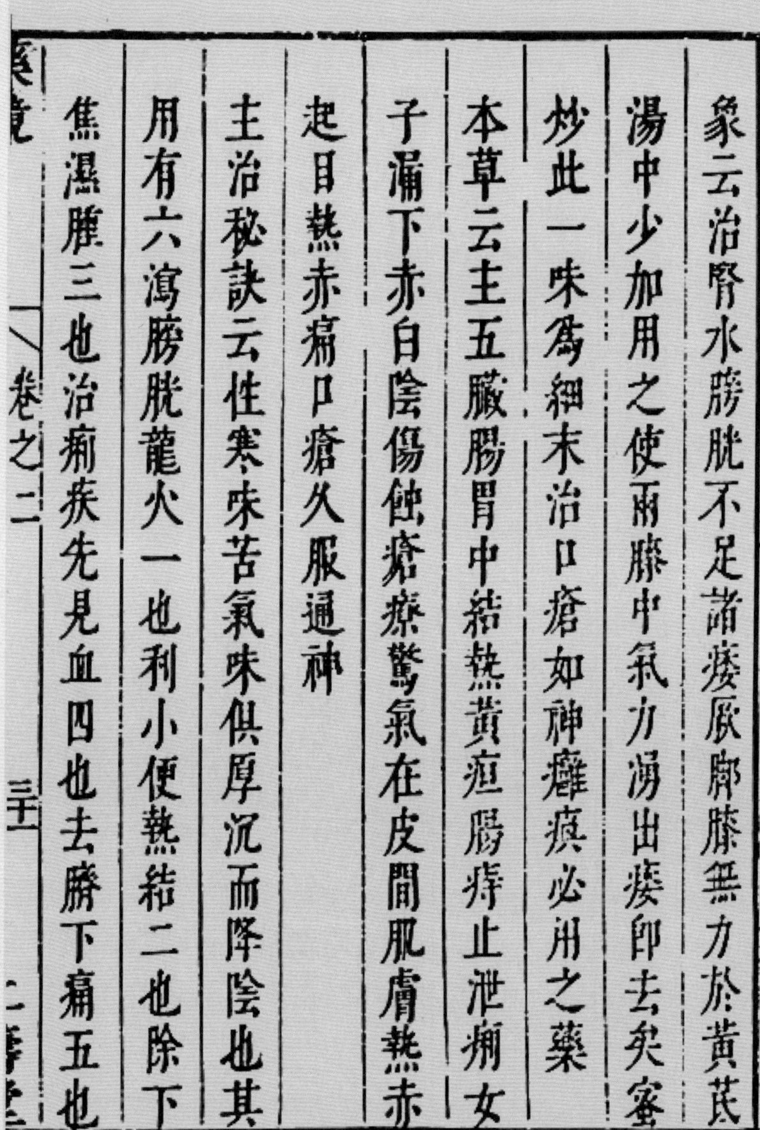

象云治腎水膀胱不足諸痿厥脚膝無力於黄芪湯中少加用之使兩膝中氣力湧出痿即去矣蜜炒此一味爲細末治口瘡如神癖瘨必用之藥

本草云主五臟腸胃中結熱黄疸腸痔止泄痢女子漏下赤白陰傷蝕瘡瘵驚氣在皮間肌膚熱赤起目熱赤痛口瘡久服通神

主治秘訣云性寒味苦氣味俱厚沉而降陰也其用有六瀉膀胱龍火一也利小便熱結二也除下焦濕腫三也治痢疾先見血四也去臍下痛五也

補腎氣不足壯骨髓六也二製則治上焦單製則治中焦不製則治下焦也既能泄瀉膀胱火亦能利竅小便黃用蘗皮澁者加澤瀉

東垣云黃蘗味辛苦苦厚辛微陰中之陽降也太陽經引經之藥瀉膀胱經火補本經及腎不足苦寒安蚘補下焦虛腎腎經曰苦以堅之凡痿厥除濕藥中不可缺也

海藏云足少陰之劑腎苦燥故腎停濕也梔子黃芩入肺黃連入心黃蘗入腎燥濕所歸各隨其類

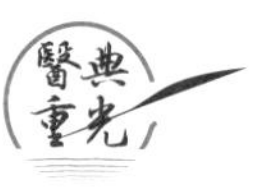

也活人解毒湯上下内外通治之

丹溪云蘗皮屬金而有水與火走手厥陰經而有瀉火補陰之功舌頰瘡多生於鬱用之以泥刹辛

治口瘡有奇効

丹溪曰黄柏走至陰有瀉火之功非陰火不可用也

按氣爲陽血爲陰陽火熾則陰血涸黄柏苦寒故治陰虚火動然必少壯氣盛者相宜若中氣虚而多火者久服則有寒中之變葉氏醫家統言有四

物湯加黃柏知母久服傷胃不能生陰之戒近世皆恣用之往往難救豈不聞苦者直行而泄既大虛矣可再泄乎胡不反而思之

桑白皮

氣寒　味甘酸　甘而辛　甘厚辛薄　無毒

人手太陰經

象云主傷中五勞羸瘦補虛益氣除肺氣止唾血熱渴消水腫利水道

心云甘以固元氣辛以瀉肺氣之有餘

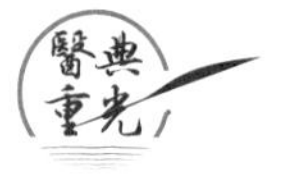

本草云治傷中五勞六極羸瘦崩中脉絶補虗益

氣去肺中水氣唾血熱渴水腫腹滿臚脹利水道

去寸白可縫金瘡出土上者殺人續斷麻子桂心

爲之使忌鐵鉛

桑寄生經曰腰痛癰腫堅髪齒安胎

隱居曰崩中内傷産後餘疾下乳金瘡大明曰助

筋益血脉　按桑皮入肺長於利水實則瀉子也

東垣謂性不純良不宜多用肺虗而小便利者尤

忌丹溪謂寄生乃近海地煖不蚕無採埒之苦氣

厚意濃自然生出何嘗節間可容他子耶眞者有
神驗假者能殺人
唐本注云桑椹味甘無毒取二十枚和胡桃脂研
如泥拔去白髮點孔中即生黑者
陳藏器云桑椹利五臟關節通血氣久服不飢多
收晒乾擣末蜜和爲丸每日服六十丸變白不老
梓白皮
氣寒　味苦　無毒
本草云主熱去三虫治目中疾生河内山谷今近

道皆有之木似梧桐

博物志云止吐逆反胃

紫葳 即凌霄花

氣微寒　味酸　無毒

本草云主婦人産乳餘疾崩中癥瘕血閉寒熱羸瘦養胎莖葉味苦無毒主痿躄益氣

日華子云根治熱風身痒遊風風疹治瘀血帶下花葉功用同又云凌霄花治酒齄熱毒風刺婦人血膈遊風崩中帶下

丹溪云凌霄花治血痛之要藥也且補陰甚捷蓋

有守而能徧行婦人方中宜用

訶棃勒

圖經云今嶺南廣州最盛似枝子青黄色

氣温　味苦　苦而酸性平　味厚陰也降也

苦重酸輕　無毒

象云主腹脹滿不下飲食消痰下氣通利津液破

胸膈結氣治久痢赤白腸風去核擣細用

心云氣日肺苦氣上逆急食苦以泄之以酸補之

勒重澁氣酸經不能補肺故衆藥中不用俗名訶

子隨風子

本草云主冷氣心腹满下食仲景治氣痢以訶梨

勒十枚麪褁煻灰火中煨之令麪黄熟去核細研

爲末和粥飲頓服

衍義云氣虚人亦宜緩緩煨熟少服此物能泄腸

而又泄氣盖其味苦澁故爾其子未熟時風飄墮

者謂之隨風子

氣虚及暴嗽初瀉痢者不可輕用收澁故也

杜仲

陶隱居云杜仲出豫州上虞縣者佳

味辛甘　平温　無毒陽也降也

本草云主腰膝痛補中益精氣堅筋骨強志除陰下濕痒小便餘瀝脚中酸疼不欲踐地久服輕身耐老惡蛇蛻皮玄参

日華子云暖治腎勞腰脊攣入藥炙用

好古云潤肝燥補風虚　按古方只用杜仲滋腎

好古始言肝經藥然入肝補腎子能令母實也

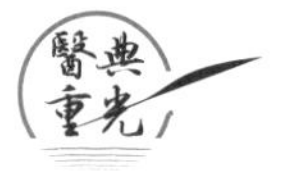

枳殼

本草云生商州谷用當去穰麩炒

氣寒　味苦　苦而酸微寒　味薄氣厚陽也

陰中微陽　無毒

本草云主風痒痲痹通利關節勞氣欬逆背膊悶倦散留結胸膈痰滯逐水消脹滿大腸風安胃止

風痛

藥性論云枳殼使味苦辛治遍身風疹肌中如麻豆惡痒殼高主皮毛胸膈之病實低主心胃之病

其主治大同小異

秘訣云性寒味苦氣厚味薄浮升而微降陰中陽也其用有四破心下堅痞一利胸中氣二化痰三消食四然不可多用多則損胸中至高之氣

東垣云氣血弱者不可服枳殼以其損氣也

杜壬方載湖陽公主苦難産方士進瘦胎飲用枳殼四兩甘草二兩爲末每服一錢自五月後一日一服冠宗奭曰胎壯則子有力易生服枳殼反致無力所謂易産大不然也

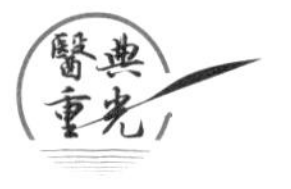

時珍曰裏急後重用陳枳殼末三錢茶調服

枳實

氣寒　味苦酸鹹　純陰　無毒

象云除寒熱破結實消痰癖治心下痞逆氣脇痛

麩炒用

心云潔古用去脾經積血故能去心下痞脾無積

血則心下不痞治心下痞散氣消宿食苦寒炙用

破水積以泄裏除氣

潔古云去胃氣濕熱主治秘訣云氣味升降與枳

殼同其用有五主心下痞一化胸膈痰二消宿食三散敗血四破堅積五凡治心下痞及宿食不消並用枳實黃連

丹溪云枳實瀉痰能衝墻倒壁滑竅瀉氣之藥

本草云主大風在皮膚中如麻豆苦痒除寒熱結止痢長肌肉利五臟益氣輕身除胸膈痰癖逐停水破結實消脹滿心下急痞痛逆氣脇風痛安胃氣止溏泄明目生河內川澤商州者佳益氣則佐之以人參乾姜白术破氣則佐之以大黄牽牛芒

硝此本經所以言益氣而復言消痞也非白术不能去濕非枳實不能除痞殼主高而實主下高者主氣下者主血主氣者在胸膈主血者在心腹仲景治心下堅大如盤水飲所作枳實白术湯主之枳實七枚术三兩水一斗煎取三升分三服腹中軟即消

衍義云枳殼枳實一物也小則性酷而速大則性詳而緩故仲景治傷寒倉卒之病承氣湯中用枳實此其意也皆取其疎通决泄破結實之義他方

但導肢風壅之氣可常服者故用枳殼故胸中痞有桔梗枳殼湯心下痞有枳實白术湯高低之分易老詳定爲的也　按枳殼枳實總是破氣之功枳殼性緩治高枳實性急治下亦猶陳皮治上青皮治下之義也然枳實能定痰喘不獨治下枳殼能通大腸不獨治上要之飛門至鬼門皆肺主之三焦相通一氣而已

郁李仁

圖經云郁李仁本經不載所出州土但云生高山

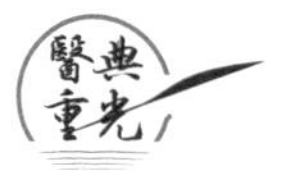

川谷及丘陵上今處處有之核隨子熟六月採根

並實取核中仁用

味苦辛　陰中之陽　辛苦陰也

珍云破血潤燥

本草云郁李根主齒斷腫齲齒堅齒去白虫

東垣云郁李仁味酸平陰中之陽主大腹水腫面

目四肢浮腫治大便氣結燥澁滯不通七聖丸中

用之專治氣燥

巴豆

陶隱居云出巴郡似大豆最能瀉人新者佳用之

去心皮以麻油同酒煮令黄黑色搗如膏入丸散

氣温　味辛　生温熟寒　有大毒

本草云主傷寒温瘧寒熱破癥瘕結聚堅積留飲

痰癖大腹水脹蕩滌五臟六府開通閉塞利水穀

道去惡肉除鬼毒蠱疰邪物殺虫魚療女子月閉

爛胎金瘡膿血不利丈夫陰癩殺班猫毒健脾開

胃

易老云斬關奪門之將大宜詳細不可輕用

雷公云得火則良若急治爲水穀道路之劑去皮心膜油生用若緩治爲消堅磨積之劑炒烟去令紫黑研用可以通腸可以止泄世所不知也仲景治百病客忤備急圓主之巴豆杏仁例及加減寒熱佐使五色并餘例並見元戒

珍云去胃中寒熱

經驗方云治箭鏃入骨不可拔取巴豆微熬與蜣螂同研塗傷處須臾痛定微痒忍之待極痒即拔之立出矣

芫花

圖經云生淮源川谷今在處有之春生葉小而尖似楊柳枝葉二月開紫花頗似紫荊而作穗三月三日採陰乾

氣温　味辛苦　有小毒

本草云主欬逆上氣喉鳴喘急咽腫短氣蠱毒鬼瘧疝瘕癰腫殺虫魚消胸中痰水喜唾水腫五水在五臟皮膚及腰痛下寒毒肉毒久服令人虛

仲景治太陽中風脇下痛嘔逆者可攻十棗湯主

之

液云胡洽洽痰澼飲澼加以大黄甘草五物同煎

以相反主之欲其大吐也治之大略水者肺腎胃

三經所主有五臟六腑十二經之部分上而頭中

而四肢下而腰臍外而皮毛中而肌肉内而筋骨

脉有尺寸之殊浮沉之異不可輕瀉當知病在何

經何臟悮用則害深然大意泄濕内云五物者即

甘遂大戟芫花大黄甘草也

醋煑數沸漉出清水浸一宿復晒收用可免其毒

蘇木

雷公云出南海交州凡使去粗皮并節若中心文橫如紫角者號曰木中尊色其効倍常百等

氣平　味甘鹹　甘而酸辛性平

甘勝於酸辛　陽中之陰也無毒

本草云主破血産後血脹悶欲死者排膿止痛消癰腫瘀血婦人月水不調及血運口噤

心云性平甘勝於酸辛去風與防風同用

珍云破死血

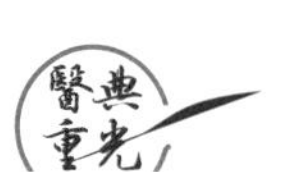

川楝子

氣寒　味苦平　有小毒

本草云治傷寒大熱煩燥殺三虫疥瘍利小便并

細用

潔古云楝實入心經止下部腹痛又云味酸苦陰中之陽心暴痛者非此不能除

雷公云凡採得曝乾酒拌令濕蒸皮軟剥去其皮取肉留核其核搥碎用漿水煮一伏時核肉不並用

樗木皮

丹溪云臭椿根皮性凉而能澀血

日華子云樗皮温無毒主疳痢腸風同療止瀉縮

小便治腸風入藥蜜炙用

無花而不實氣香者爲椿有花而莢氣臭者爲樗

金櫻子

圖經云江西劍南嶺外者爲勝金櫻膏以竹夾子

摘取於大木臼中杵去刺皮爲兩片去其子以水

淘洗過搗爛入大砂鍋以水熬不絕火熬約水耗

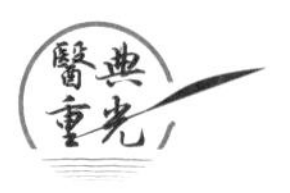

半取出澄濾過熬似稀糖每服一匙

味酸濇　性平　無毒

入肝經去刺及核刷毛淨剉本日脾泄下痢止便濇精愼微曰止遺泄取其濇也紅熟時味甘不濇全失本性當取半黄者用宗奭曰霜熟時採不爾令人利丹溪曰經絡隧道以通暢爲和平昧者取其濇性煎膏食之自不作靖咎將誰執　按金櫻子無故而服以取快慾則不可若精不固者用之何咎之有

洲存中云金櫻子止遺精取其温且澁世之用者待紅熟取汁熬膏大悮也紅熟則却失本性今取半黄時採用

烏藥

圖經云今出台州衢州似茶槓白而軟形如連珠者佳

氣温　味辛　無毒

入足陽明經少陰經

本草云主中惡心腹痛蠱毒疰忤鬼氣宿食不消

天行疫癉膀胱腎間冷氣攻衝背膂婦人血氣小兒腹中諸虫又云去腨涎極妙烏藥葉及根嫩時採作茶片炙碾煎服能補中益氣偏止小便滑數

乾漆

本草云生漢中川谷雀豹古今注曰乾漆乃漆桶中自然乾者狀如蜂房孔

氣溫平　味辛　有毒

本草云主絕傷補中續筋骨填髓腦安五臟治五緩六急風寒濕痺療欬嗽消瘀血痞結腰痛女子

瘕瘕利小腸去蚘虫生漆去長虫半夏爲之使畏

雞子忌油醋

簡要方治九種心痛用乾漆一兩炒烟淨細研醋

煮麪糊爲丸如梧桐子大每服五丸至七丸熱酒

送下

凡用須擣碎炒烟盡不爾損人腸胃

皂莢

本草云生雍州川谷今處處有之肥大者佳牙皂

最下

氣溫 味辛鹹 有小毒 引入厥陰經藥

本草云主風痺死肌邪氣風頭淚出利九竅療腹脹滿消穀除欬嗽治囊縮婦人胞不落明目益精

可爲末藥不入湯

日華子云通關節除頭風消痰殺勞虫治骨蒸

胃破堅癥腹中痛能墮胎柏實爲之使惡麥門冬

畏空青人參苦參

仲景治欬逆上氣唾濁但坐不得卧皂莢丸主之

杵末一物蜜丸桐子大用棗湯服一丸日三夜一

活人書治陰毒正陽散内用皂莢引入厥陰也思之有蜜炙酥炙燒灰之異等分依分

竹葉

氣平　味辛又苦大寒　辛平無毒

本草云主欬逆上氣溢筋急惡瘍殺小虫除煩熱風痙喉痺嘔吐仲景竹葉湯用淡竹葉

心云除煩熱緩皮而益氣

竹茹

珍云陰中微陽凉心經

氣微寒　味苦

本草云主欬嗢溢氣寒熱吐血崩中溢筋

淡竹葉

氣寒　味辛平

本草云主胸中痰熱欬逆上氣

藥性論云淡竹葉主吐血熱毒風壓丹石藥毒止

渴

日華子云淡竹及根消痰止熱狂煩悶中風失音

不語壯熱頭痛頭風并懷孕婦人頭旋倒地止驚

悸溫瘧速悶小兒驚癇天吊莖葉同用見局方本

草

竹瀝

丹溪云竹瀝本草言大寒泛觀其意以與石膏黃芩黃連等同類而諸方治胎前産後諸病及金瘡口噤與血虛自汗消渴尿多皆是陰虛之病無不用之産後不得虛胎前不損子夫何世俗因大寒二字棄而不用縮手待盡豈不哀哉内經云陰虛則發熱夫寒而能補正與病對薯蕷寒而能補世

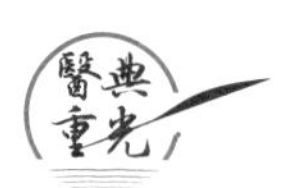

或用之惟竹瀝因大寒而寘疑是猶因盜竣受金而棄陳平之國士也殊不知竹瀝味甘性緩能降陰虛之有大熱者大寒言其功也非以氣言也幸相與評其可否若曰不然世人食笋自幼至老何無一人因笋之寒而病瀝即笋之液也况假於火而成者何寒如此之甚又云竹瀝滑痰非佐以姜汁不行經絡痰在四肢非竹瀝不開痰在皮裏膜外非竹瀝姜汁不可除痰在膈間使人顛狂宜用竹瀝風痰亦宜用其功又能養血

荆瀝

味苦　氣温　無毒

虚痰用竹瀝實痰用荆瀝二味開經絡行血氣俱用姜汁助送

唐本注云此即作箠杖者俗名黄荆是也按漢書郊祀志以牡荆莖爲幡竿今所在皆有之

陳藏器云荆木取莖截於火上燒以物取而飲之去心悶煩熱頭旋目眩卒暴失音小兒驚癎除消渴痰唾

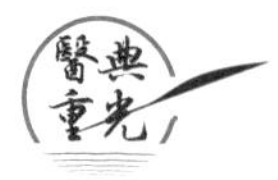

茗苦茶早採為茶晚採為茗

氣微寒　味苦甘　無毒

入手足厥陰經

主發散降火清頭目除痰熱下逆氣消宿食利小便令人少睡然去人脂瘠中損人不少空心尤宜忌之惟飲食後濃茶漱口既去煩膩且苦能堅齒消蠹不妨治陰證湯藥內用此去格拒之寒及治伏陽大意相似茶苦經云苦以泄之其體下行如何是清頭目

郭璞云早採爲茶晚採者爲茗其名有五一日茶二日檟三日蔎四日茗五日荈今不分說矣十年茶用頭醋煎服治心痛不可忍者

秦皮

圖經云生廬江川谷二月八日採皮陰乾其皮有白點而不粗錯俗爲白樳木不開花實取皮清水碧色書紙看之青色此爲真也其木大都似檀葉如匙頭虛火而不光

氣寒　味苦　無毒

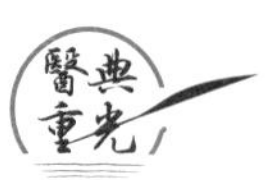

液云主熱利下重下焦虚經云以苦堅之故用白頭翁黄蘗秦皮苦之劑也治風寒濕痹目中青瞖白膜男子少精婦人帶下小兒驚癇宜作湯洗目俗呼爲白梣木取皮漬水浸出青藍色與紫草同用以增光暈尤佳大戟爲之使惡吳茱萸

松節

丹溪云松屬陽金用其節炒焦治筋骨間病能燥血中之濕松花多食能發上焦熱病

日華子云松節無毒治脚軟骨節風痛

藥性云松脂味甘平殺虫用之主耳聾牙有虫孔少許用之不落虫自死能貼諸瘡煎膏生肌止痛

抽風除濕

楓香脂

丹溪云楓香屬金而有水與火性疎通故木易有虫穴其液名白膠香爲外科家要藥近世不知誤以爲楓脂之明瑩者甚失本經之意

本草云味辛苦平無毒爾雅疏云楓木厚葉柔枝善搖一名欇欇言天風則鳴欇欇也

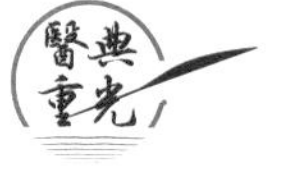

梧桐淚

日華子云出肅州狀如黄礬得水便消似消石也冬月採之今西番亦有商人貨之者

味鹹　氣寒　無毒

珍云瘰癧非此不能除

本草云味鹹苦大寒無毒主大毒熱心腹煩滿水和服之取吐又主牛馬急黄黒汗水研三二兩灌之立差

日華子云治風虫牙齒痛殺火毒并麪毒

海藏云主風痳𪘨齒牙疼痛骨槽風勞能軟一切物多服令人吐又爲金銀銲藥

杉材

陶隱居云杉材微温無毒出南郡深山中多有之削作片煮以洗漆瘡妙

丹溪云杉材屬陽金而有火用節作湯浸洗以治脚氣腫痛言用屑者非也

五倍子

丹溪云五倍子屬金與水噙口中善收頑痰有功

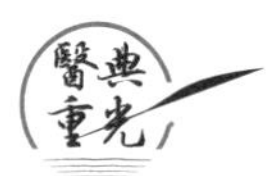

且解諸熱毒

本草云味苦酸平無毒療齒宣疳䘌肺臟風毒流溢皮膚作風濕癬瘡搔痒膿水五痔下血不止小兒面鼻疳瘡一名文蛤在處有之

藥鏡卷之二終

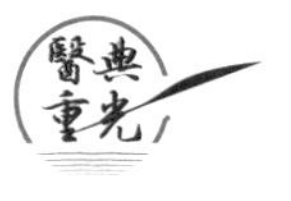

仁壽堂藥鏡卷之三

潜庵居士輯

穀部

粟米

本草云粟米味鹹微寒無毒主養腎氣去胃脾中熱陳者味苦

陶隱居云江東所種其粒細於粱米三五年者為湯解煩悶

丹溪云粟屬水與土陳者硬而難化惟得漿水則

易化陳廪米即多年倉廒中香黄者主開胃氣除煩渴止洩

千金方云粟米治反胃食即嘔吐者以米作粉和水丸如梧桐子大淡醋湯吞下十一丸即好

糯米

味甘　氣温　無毒

主温中益氣止反胃堅大便

杵頭糠治卒壹

粳米

氣微寒　味甘苦　甘平無毒

入手太陰經少陰經

液云主益氣止煩止渴止泄與熟雞頭相合作粥食之可以益精強志耳目聰明本草諸家共言益脾胃如何白虎湯用之入肺以其陽明爲胃之經色爲西方之白故入肺也然治陽明之經即在胃也色白味甘寒入手太陰又少陰證桃花湯用此甘以補正氣竹葉石膏湯用此甘以益不足

衍義云平和五臟補益胃氣其功莫逮然稍生則

復不益脾過熱則作

孟詵云陳倉米日廪作乾飯食之止痢

日華子云補中壯筋骨厚腸胃

赤小豆

圖經云赤小豆今江淮多種

氣溫　味辛甘酸　陰中之陽　無毒

本草云主下水排膿寒熱熱中消渴止泄利小便

吐逆卒澼下脹滿又治水腫通健脾胃久食則虚

人令人黑瘦枯燥

赤小豆花能治宿酒渴病即腐婢也花有腐氣故以名之與葛花末服方寸匕飲酒不知醉氣味平

辛

大豆黄卷

氣平　味甘　無毒

主濕痺筋攣膝痛是以生豆爲蘖待其芽出便曝乾用方書名黄芩皮産婦藥中用之性平

金瘡云黄卷長五分者破婦人惡血良

黑大豆

氣平　味甘

本草云塗癰腫煮汁飲殺鬼毒止痛解烏頭毒除胃中熱痹傷中淋露逐水脹下瘀血久服令人身重炒令黑烟未斷熱投酒中治風痹癱瘓口噤産後諸風惡五參龍胆得前胡烏喙杏仁壯礪良

豆腐食多蘿葡能消

日華子云調中下氣通關脉制金石藥毒治牛馬

溫毒

大麥蘖

氣温　味甘鹹　無毒

丹溪云麥蘖行上焦之滯血腹中鳴者用之

象云補脾胃虚寬腸胃先杵細炒黄取麪用

本草云能消化宿食破癥結冷氣去心腹脹滿開胃止霍亂除煩去痰治産後秘結鼓脹不通

小麥

氣微寒　味甘　無毒

本草云除熱止燥渴咽乾利小便養肝氣止漏血唾血青蒿散有小麥百粒治大人小兒骨蒸肌熱

婦人勞熱

丹溪云麬熱而麩凉

聖惠方治煩熱少睡多渴用小麥作飲湯食之

白麪益氣力厚腸胃易生濕熱蘿蔔汁解

日華子云麥蘖温中下氣開胃止霍亂除煩消痰

能催生落胎

神麯

氣温　味甘

入足陽明經

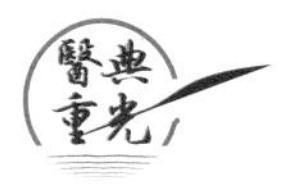

象云消食治脾胃食不化須臾脾胃藥中少加之

微炒黄用

珍云益胃氣

六月六日造名神麯者諸神集會此日故也

本草云療臟腑中風氣調中下氣開胃消宿食主霍亂心膈氣痰逆除煩破癥結及補虚去冷氣除腸胃中塞不下食令人好顔色落胎下鬼胎又能治小兒腹堅大如盤胸中滿胎動不安或腰痛搶心下血不止火炒以助天五之氣入足陽明　按

神麯消食勝於麥芽第須修造如法炒用爲善五月五日麪五斤象白虎蒼耳葉汁一碗象勾陳野蓼汁一碗象騰蛇青蒿汁一碗象青龍杏仁五兩及北方河水象玄武赤小豆煮熟去皮四兩象朱雀一如造麯法罨黄懸風處經年用

傷寒類要云傷寒飲食勞復以麯一兩煮水飲之

香豉

陶隱居云出襄陽錢塘者香美

氣寒　味苦　陰也無毒

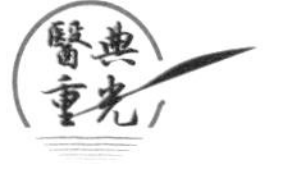

入肺經珍云去心中懊憹煩燥

本草云主傷寒頭痛寒熱傷寒初覺頭痛内熱脉洪起一二日便作此加減葱豉湯葱白一虎口豉一升綿裹以水三升煎取一升頓服取汗若不汗加葛根三兩水五升煑二升分二服又不汗加麻黄三兩去節　按豉能升能散得葱則發汗得鹽則能吐得酒則治風得薤則治痢得蒜則止血炒熟又能止汗亦麻黄根節之義也須如法自造爲勝大黑豆揀黑而小者不拘多少煮爛撈起乘熱

鋪在無風處四圍上下用黄荆葉緊蓋之數日取
開豆上生黄衣已遍取出晒一日次日温水洗過
或用紫蘇葉切碎和之烈日曬十分乾磁器收貯
密封聽用主傷寒時疫瘴氣惡毒寒熱煩滿悶
及發汗解表藥宜用之
日華子云主治中藥毒氣瘧疾骨蒸

白藊豆

味甘　性微温　無毒

入脾經隱居曰和中下氣

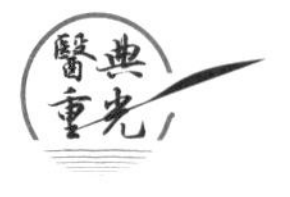

時珍曰止泄痢消暑氣暖脾胃除濕熱止消渴

按藊豆甘溫與太陰相宜故能通理三焦化清降

濁須人藥爲佐使則佳单食多食反能滞氣閩云

下氣似不可解解一切草木毒酒毒河豚毒

日華子云平補五臟葉放蛇虫咬

大麻子

味甘　性平　無毒

成聊攝云内經曰脾欲緩急食甘以緩之麻子杏

仁之甘緩脾而潤燥

海藏云入足太陰經手陽明經汗多胃熱便難三
者皆因燥熱而亡津液故曰脾約約者約束之義
經云燥者潤之故仲景以麻子仁潤足太陰之燥
及通腸也
衍義云海東來者最勝大如蓮實出毛羅島
日華子云主補虛勞逐一切風去皮膚頑痹下乳
止消渴催生治橫逆產
麻根煮服通石淋逐損折瘀血
畏牡蠣白薇惡白茯苓

酒

氣大熱　味苦甘辛　有毒

本草云主行藥勢殺百邪惡毒氣能行諸經不止與附子相同味辛者能散味苦者能下味甘者居中而緩也爲導引可以通行一身之表至極高之分苦味淡者則利小便而速下大海或凝惟酒不氷三人晨行遇大寒一人食粥者病一人腹空者死一人飲酒者安則知其大熱也

海藏云古人惟以麥造麯釀黍已爲辛熱有毒嚴

戒如此况今之醞者加以烏頭巴豆薑桂之類大毒大熱之藥以增其氣味益加辛熱之餘烈豈不傷冲和損精神涸榮衛竭天癸夭人壽耶

丹溪云本草止言其熱而有毒不言其濕熱濕中發熱近於相火大醉後振寒戰慄者可見矣又云酒性喜升氣必隨之痰鬱於上溺澁於下肺受賊邪金體大燥恣飲寒凉其熱内鬱肺氣得熱必大傷耗其始也病淺或嘔吐或自汗或瘡疥或鼻皶或自泄或心脾痛尚可散而出也其久也病深或

爲消渴爲内疝爲肺痿爲内痔爲鼓脹爲失明爲

哮喘爲勞嗽爲癲癇爲難名之病倘非具服未易

處治可不謹乎

陳藏器云諸酒有毒酒漿照人無影者不可飲酒

不可合乳飲之令人氣結酒忌諸甜物

日華子云糟治僕損瘀血浸洗凍瘡

苦酒一名醋　一名醯

氣温　味酸　無毒

液云飲咽瘡主消癰腫散水氣殺邪毒

丹溪云醋酸漿甘以之調和諸藥偕可適口若和魚肉其致疾以漸人所不知酸收也甘滞也人能遠之亦却疾之一端也

陳藏器云醋治產後血暈除堅積破癥結多食損筋骨

清頭目而上行散諸邪而發表

飴 即膠飴

海藏云即濕錫糖也

氣溫 味甘 無毒

入足太陰經

成聊攝云内經云脾欲緩急食甘以緩之膠飴大棗之甘以緩中也

液云補虛乏止渴去血以其色紫凝如深琥珀色謂之膠飴色白而枯者非膠飴即餳糖也不入藥用中滿不宜用嘔家切忌爲足太陰經藥仲景謂嘔家不可用建中湯以甘故也

丹溪云飴屬土成之於火大發濕中之熱

衍義云其動脾風是言其末而遺其本也

日華子云膠飴益氣力消痰止嗽并潤五臟

用中滿不宜用嘔家切忌爲足太陰經藥仲景謂

謂之膠飴色白而枯者非膠飴即餳糖也不入藥

液云補虛乏止渴去血以其色紫凝如深琥珀色

謂之膠飴之甘以緩中也

成聊攝云内經云脾欲緩急食甘以緩之膠飴大

入足太陰經

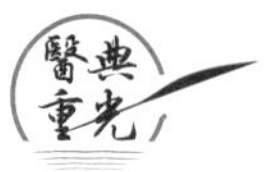

仁壽堂藥鏡卷之四

潜庵居士輯

菜部

荆芥穗

本草云一名薑芥生漢中川澤

氣温　味辛苦　入肝經惡驢肉河豚

本草云辟邪毒利血脉通宣五臟不足氣能發汗

除勞渴杵和醋封毒腫去枝梗手搓碎用治產後

血暈如神動渴疾多食薰五臟神破結氣

經曰鼠瘻瘰癧破結聚下瘀血除濕痺甄權曰口眼喎斜癮痺心虛忘事辟邪氣士良曰傷寒頭痛頭旋目眩手足筋急大明曰消食醒酒蘇頌曰疥瘡婦人血風孟詵曰産後中風好古曰搜肝氣時珍曰散風熱清頭目利咽喉消瘡腫治項強瘰諸血　按荆芥治風賈相國稱爲再生丹許學士謂有神聖功戴院使命爲産後要藥蕭存敬呼爲一捻金陳無擇隱其名爲舉輕古拜散夫豈無故而得此隆譽哉雖然用之者亦必審其理今人但遇

風痓輒用荆防此流氣散之相沿耳不如風在皮裏膜外者荆芥主之非若防風之入人骨肉也

燒灰止便血如神

薄荷又名雞蘇龍腦　葉小如金錢者佳

氣温　味辛苦　辛凉　無毒

入手太陰經厥陰經

衆云能發汗通骨節解勞乏與薤相宜新病瘥人勿多食令虛汗出不止去枝梗搓碎用

心云上行之藥

產蘇州者良唐本曰傷寒發汗惡氣脹滿宿食甦
摧曰通利關節破血止痢大明曰中風失音吐痰
蘇頌曰頭腦風小兒風涎潔古曰去高巔風熱東
垣曰清頭目除風熱時珍曰利咽喉口齒瘰癧疥
瘮猫咬蜂螫蛇傷　按薄荷清輕而浮能引諸藥
入榮衛以疏結滯之氣多服使人心氣不足
經驗方治耳痛用龍腦薄荷汁點入耳中

乾薑

陶隱居云乾薑出臨海章安兩三村可晒乾

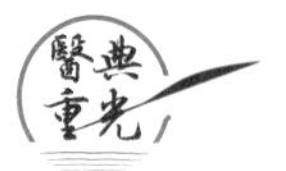

氣熱　味大辛　辛大熱　味薄氣厚陽中之陽也　辛溫無毒

象云治沉寒痼冷腎中無陽脉氣欲絕黑附子爲引用水煎二物名薑附湯亦治中焦有寒水洗慢火炮

心云發散寒邪如多用則耗散元氣辛以散之是壯火食氣故也須以生甘草緩之

本草云主胸滿欬逆上氣温中止血出汗逐風濕痺腸澼下利寒冷腹痛中惡霍亂脹滿風邪諸毒

皮膚間結氣止唾血生者尤良主胸滿温脾燥胃

所以理中其實王氣而泄脾

易老云乾薑能補下焦去寒故四逆湯用之乾薑

本味辛及見火候稍苦故止而不移所以能治裏

寒非若附子行而不止也理中湯用此者以其四

順也

或云乾薑味辛熱人言補脾今言泄而不言補者

何也東垣謂泄之一字非泄脾之正氣也是泄脾

中寒濕之邪故以薑辛熱之劑燥之故曰泄脾也

主治秘訣云性熱味辛氣味俱厚半浮半沉可升可降陽中陰也其用有四通心氣助陽一也去臟腑沉寒二也發散諸經之寒氣三也治感寒腹痛四也又云辛溫純陽　東垣曰生則逐寒邪而發表炮則除胃冷而守中多用散氣須生甘草緩之好古曰寒痞目久赤或言辛熱丹溪曰血虛發熱産後大熱者用之止吐血痢血須炒黑用時珍曰能引血藥入血氣藥入氣去惡養新有陽生陰長之意故血虛吐衄下血者用之乃熱因熱用從治

之法也

丹溪云治血虚發熱須以補陰藥同用入肺中利肺氣入腎中燥下濕入氣分引血藥以生血　按保升曰久服目暗太清外術曰孕婦勿食乾薑令胎内消此皆爲平人言耳若涉虚寒此爲要藥

外臺秘要云治寒瘧用乾薑高良薑等分爲末每服一錢水二鍾煎八分服

炒黑存性治産後血虚發熱吐衄下血用之引血歸經

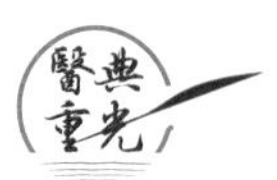

生薑

陶隱居云生薑荆州出九月採

氣温　味辛　辛而甘微温　氣味俱輕陽也

無毒

象云主傷寒頭痛鼻塞欬逆上氣止嘔吐治痰嗽

生與乾同治與半夏等分治心下急痛剉細用

成聊攝云薑棗味辛甘固能發散而又不特專於

發散之用以脾主爲胃行其津液薑棗之用專行

脾之津液而和榮衛者也

潔古云生薑性温味辛甘氣味俱厚浮而升陽也其用有四制厚朴半夏毒一發散風邪二温中去濕三益脾胃藥之佐四東垣云生薑爲嘔家之聖藥辛以散之嘔爲氣不散也此物能行陽而散氣又云生薑消痰下氣益脾胃散風寒主傷寒頭痛鼻塞通四肢關節開五臟六腑又云生薑與大棗同用調和脾胃辛温與芍藥同用温經散寒

海藏云孫真人言生薑爲嘔家聖藥或問東垣曰生薑辛温入肺如何是開胃口答指心下爲胃口

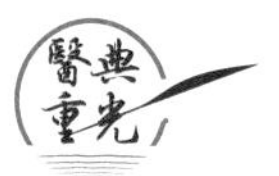

者非也咽門之下受有形之物係胃之系便爲胃口與肺同處故入肺而開胃口也人問曰人言夜間勿食生薑食則令人閉氣何也曰生薑辛溫主開發夜則氣本收斂反食生薑開發其氣則違天道是以不宜食此以平人論之可也若有病則不然也薑屑比之乾薑不熱比之生薑不潤以乾生薑代乾薑者以其不僭也

珍曰生用發散熟用和中　按生薑辛入肺肺氣暢一身之氣皆爲吾使中焦之元氣定而脾胃出

納之令行邪氣不能容矣凡中風中暑中氣中毒

中惡中酒食厥瘀厥屍厥冷厥霍亂昏運一切卒

暴之病得之立救且開鬱回陽鬼魅不敢近

本草云秦椒爲之使殺半夏莨菪毒惡黄芩黄連

天鼠糞

紫蘇　雙面紫者佳

味辛　性温　無毒

入肺經忌鯉魚

隱居曰下氣除寒大明曰脹滿霍亂轉筋開胃止

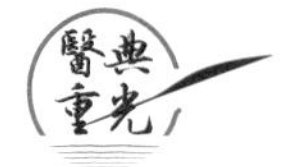

脚氣通大小腸甄權曰殺魚肉毒宗奭曰今人朝暮食紫蘇所謂芳草致豪貴之疾者此也脾胃寒人多致滑泄汪機曰久服泄真氣時珍曰發表寬中消痰利肺和血止痛定喘安胎大明曰蘇子主痰嗽喘急止吐下氣利二便破癥結　按紫蘇發散宜葉行氣宜梗微有辨別不得溷

金匱方治食蟹中毒紫蘇煮汁飲之

解熱鬱之口臭

白芥子

圖經云芥子生河東微炒碾碎能通利五臟

味辛性溫無毒

入肺經

隱居曰發汗冷痰上氣屁氣暴風毒腫丹溪曰痰在皮裏膜外非白芥子不能達時珍曰辛能入肺溫能發散故有利氣豁痰溫中開胃之功　按白芥子大辛大散中病即已久用散真氣令人眩運損目

久瘧蒸成癖塊須此敷除痃氣射工亦堪研傅

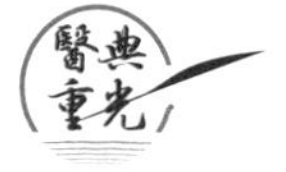

茄子

本草云茄子味甘氣寒多食損人動氣發瘡及痼疾

丹溪云茄屬土故甘而喜降火腑易動者忌之實之裂者燒灰以治乳裂帶木燒灰以治口瘡皆甘緩火之意

圖經曰茄根治筋急拘攣疼痛可洗凍脚瘡

乾茄根飯上蒸過治諸毒氣風温在骨節中不能屈伸

葱白

氣溫　味辛　無毒

入手太陰經

足陽明經

液云以通上下之陽也活人書傷寒頭痛如破連

須葱白湯主之

心云通陽氣辛而甘氣厚味薄陽也發散風邪

本草云葱實主明目補中不足其莖白平可作湯

主傷寒寒熱出汗中風面目腫傷寒骨肉痛喉痺

不通安胎歸目除肝邪氣安中利五臟益目精殺
百藥毒葱根主傷寒頭痛葱汁平温主溺血解藜
蘆毒管吹鹽入玉莖内治小便不通　莖葉搗爛
將熱傳打撲損傷冷即再易
孟詵云多食發氣上衝人五臟開骨節出汗
日華子云葱殺一切魚肉毒不可以同蜜食
慰心腹急痛功專發散多食昏神

蒜

味辛氣温有小毒

主消穀化肉破冷氣辟瘟疫瘴氣及蠱毒蛇虫諸毒中暑霍亂腹痛久食傷肝損目令人面無顏色

丹溪云大蒜屬火性熱喜散善化肉故食肉者喜用之多在暑月其傷氣之禍積久自見化肉之功不足言也有志於養生者宜自思之

治瘧方用蒜於五月五日不拘多少研極爛和黄丹少許以聚爲度丸如雞頭子大每服一丸新汲水面東服至妙

韭白

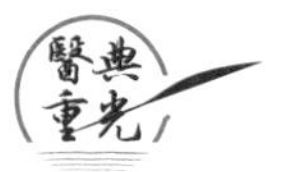

氣温　味辛微酸　無毒

本草云歸心安五臟除胃中熱利病人可久食子

主夢泄精溺白根養髮陰物變爲陽

丹溪云韭屬金而有水與土其性急研取真汁冷

飲細細呷之以下膈中瘀血甚効

子止精滑溺白燒烟吸齒去虫

衍義云韭春食則香夏食則臭多食則昏神不可

與蜜同食

食醫心鏡云正月節食五辛以辟厲氣蒜葱韭薤

薤是也

薤白　薤本作䪥音械

氣温　味苦辛　無毒

入手陽明經

本草云主金瘡瘡敗輕身不饑耐老除寒熱去水

氣温中散結利病人諸瘡中風寒水腫以此塗之

下重者氣滯也四逆散加此以泄氣滯

心云治泄痢下重下焦氣滯泄滯氣

日華子云薤能止久痢冷瀉不可與牛肉同食令

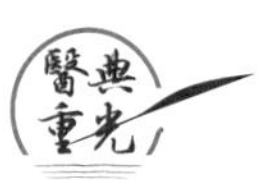

人生癥瘕病

萊菔

蕭炳云萊菔今謂蘿蔔是也寬中利五臟惡氣制麪毒不可與地黄同食

衍義云散氣用生薑下氣用萊菔

丹溪云萊菔根屬土而有金與水本草言煮食之大下氣往往見煮食之多者停膈間成溢飲病以其甘多而辛少也其子有推墻倒壁之功

蘿蔔子

味甘辛氣溫無毒

主下氣消穀去痰嗽解麪毒水研服吐風痰醋研

塗消腫毒根葉同功多食滲人血

孫真人云卽昔謂萊菔子是也久服耗榮衛令人

髪早白

瓜蒂

氣寒　味苦　有毒

本草云治大水身面四肢浮腫下水殺蠱毒欬逆

上氣及食諸果病在胸腹中者皆吐下之去鼻中

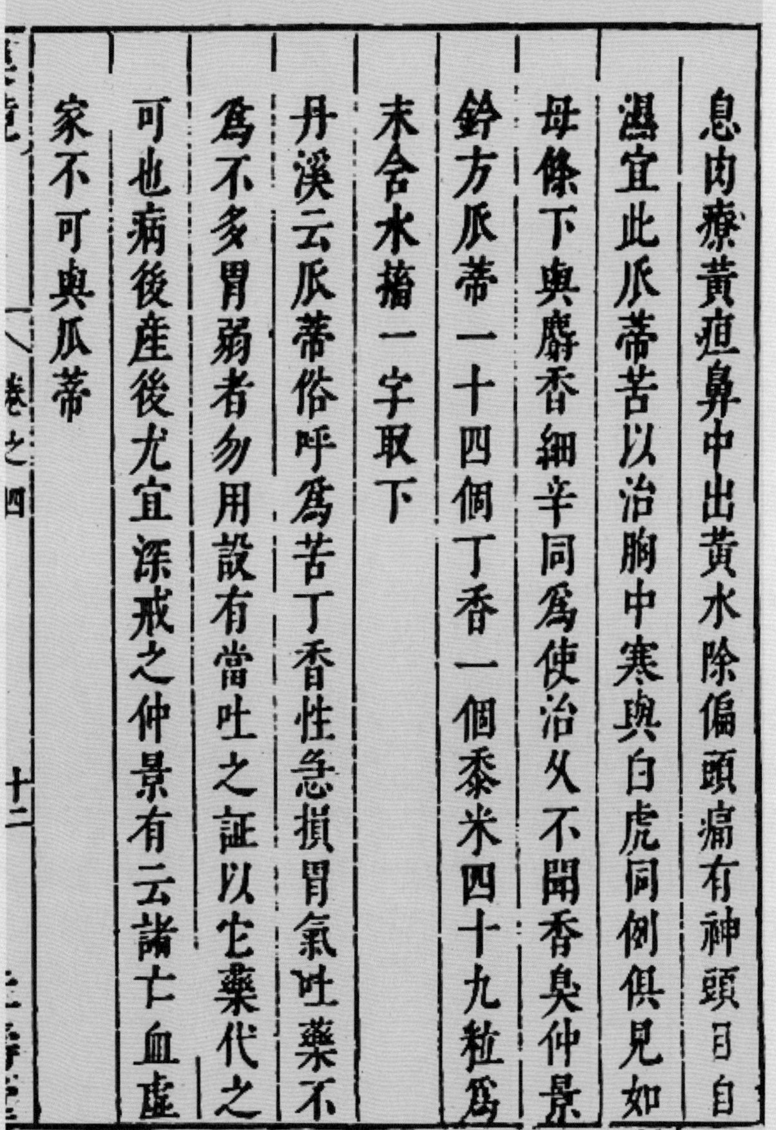

息肉瘵黄疸鼻中出黄水除偏頭痛有神頭目自濕宜此瓜蒂苦以治胸中寒與白虎同例俱見如母條下與麝香細辛同爲使治久不聞香臭仲景鈐方瓜蒂一十四個丁香一個黍米四十九粒爲末含水搐一字取下

丹溪云瓜蒂俗呼爲苦丁香性急損胃氣吐藥不爲不多胃弱者勿用設有當吐之証以它藥代之可也病後産後尤宜深戒之仲景有云諸亡血虚家不可與瓜蒂

衍義云瓜蔕即甜瓜蔕也不拘多少爲細末每用二錢膩粉一錢和匀量疾虛實或以一錢二錢新汲水調灌之吐中風纏喉風痰涎吐出即愈

冬瓜

味甘　微寒

丹溪云冬瓜性急而走久病與陰虛者忌之衍義以其分散癰疽毒氣有從於走而性急也

千金方云小兒渴搗冬瓜汁飲之

夏月生痱可摩食魚中毒可解

莧

本草云味甘大寒無毒孟銑云補氣除熱其子明目九月霜後採之

實

本草云利大小便然性寒滑故也又其節葉間有水銀

丹溪云本草分六種而馬莧在其數然馬莧自是一種餘莧皆人所種者下溫而又入血分且善走紅莧與馬齒莧同服下胎妙臨產時煮食之易產

陳藏器云忌與鱉同食以鱉剉細和莧放於近水

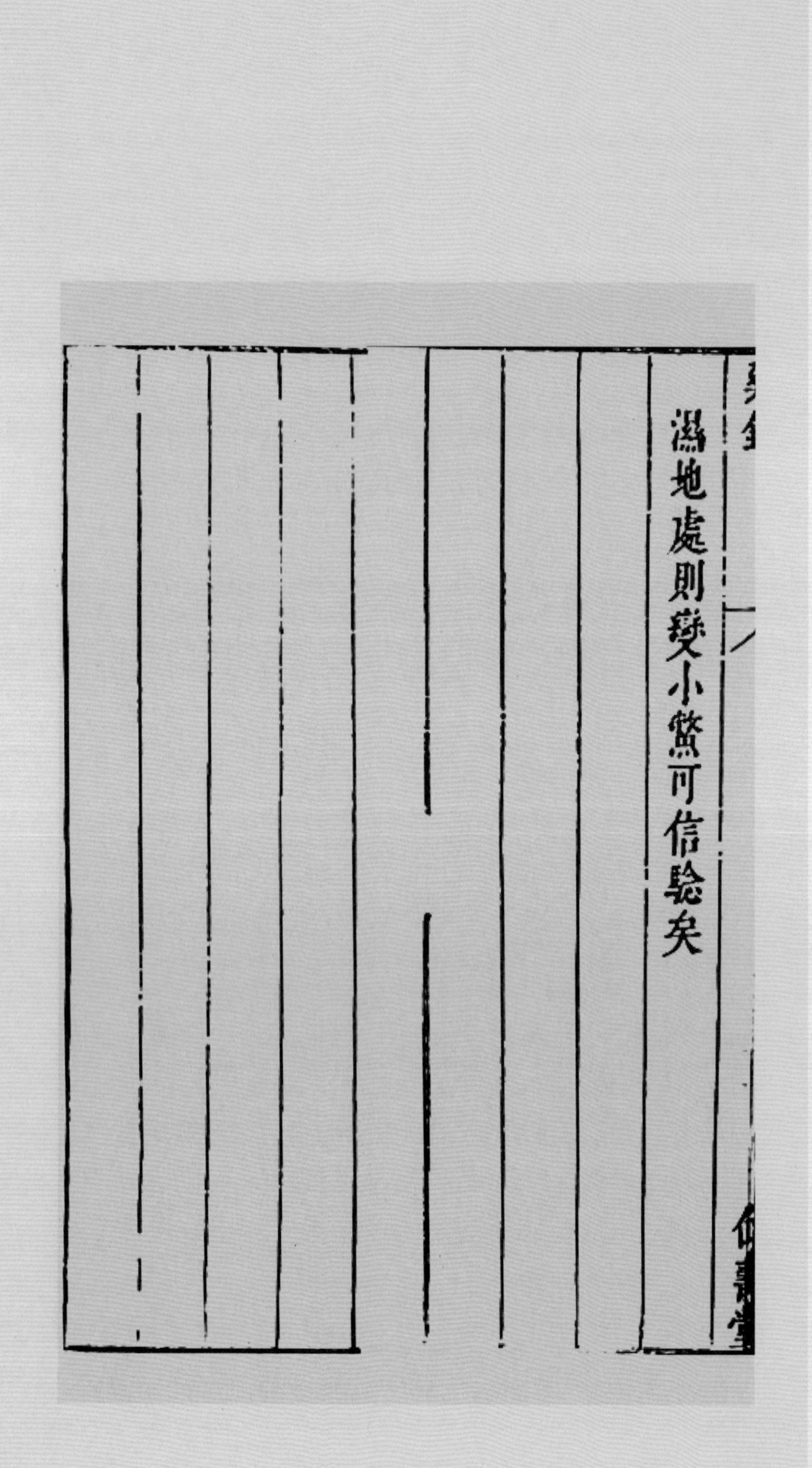

濕地處則變小黴可信驗矣

仁壽堂藥鏡卷之五

潛菴居士輯

果部

大棗

氣溫　味甘　氣厚陽也　無毒

聊攝云甘者脾之味也大棗之甘益土而勝水

東垣云甘以補脾經不足溫以緩陰血又云和陰陽調榮衛生津液

液云主養脾氣補津液強志三年陳者核中仁主

腹痛惡氣卒疰忤治心懸經云助十二經脉治心腹邪氣和百藥通九竅補不足氣生者多食令人腹脹注泄蒸熟食補腸胃肥中益氣中滿者多食甘甘者令人中滿故大建中湯心下痞者減餳棗與甘草同例

日華子云棗不宜合生葱食

生棗

味甘辛

多食令人多寒熱羸瘦者不可食棗殼麻黄能令

出汗生河東平澤殺烏頭毒

陳皮

氣溫　味微苦　辛而苦　味厚陰也　無毒

象云能益氣加青皮減半去滯氣推陳致新若補脾胃不去白若理胸中滯氣須去白

心云導胸中滯氣除客氣有白术則補脾胃無白术則瀉脾胃然勿多用也

珍云益氣利肺有甘草則補肺無甘草則瀉肺

本草云主胸中痰熱逆氣利水穀下氣止嘔欬除

膀胱留熱停水五淋利小便主脾不能消穀氣衝胸中吐逆霍亂止瀉去寸白蟲能除痰解酒毒海藏治酒毒葛根陳皮茯苓甘草生薑湯手太陰氣逆上而不下宜以此順之白檀爲之使其芳香之氣清奇之味可以奪極也

日華子云皮止嗽破癥瘕痃癖解飲酒人口氣同竹茹治飽逆因熱同乾薑治飽逆因寒

青皮

氣溫　味辛　苦而辛性寒氣厚陰也

入手少陽經

象云主氣滞消食破積結膈氣去穢

心云足厥陰經引經藥也有滞氣則破滞氣無滞氣則損真氣

主治秘訣云性寒味苦氣味俱厚沉而降陰也其用有五足厥陰少陽之分有病則用之一也破堅癖二也散滞氣三也去下焦濕四也治左脅有積氣五也破滞削堅積皆治在下者劾引藥至厥陰之分下食入太陰之倉

海藏云青皮如橘皮一種青皮小而未成熟者成熟而大者橘也因色紅故名紅皮以藏日久者佳故名陳皮如枳實枳殼一種實則小而青色未花未穰殼大而黄紫色已穰故殼高而治胸膈實低而治心下與陳皮治高青皮治低同意潔古曰破堅癖走下焦治肝氣丹溪曰怒氣鬱積小腹痛炒黑則入血也　按青皮猛鋭不宜多用久用最能發汗人罕知之橘皮採時色已紅熟如人至老成則烈性漸減收藏又復陳久則多歷梅夏而燥氣

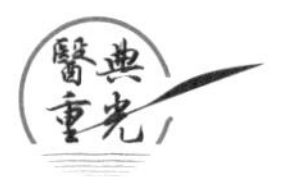

全消溫中而不燥行氣而不峻中州勝劑也

禹錫云青皮醋炒消積定痛氣短者全禁

芡實

本草云味甘無毒益精強志令耳目聰明

丹溪云芡屬土而有水經云補中日華子云言補胃行義乃言不益脾胃恐是當時有食之過量而爲病者遂直書之未之思爾

乾柿

本草云味甘寒無毒主通鼻耳氣腸澼不足

丹溪云柹屬金而有土陰也有收斂之義止血止

嗽亦可爲助

圖經云凡食柹不可與蟹同令人腹痛大瀉

柹蔕療飽逆柹霜治勞嗽

荔枝子

本草云味甘無毒止渴益人顏色

丹溪云荔枝子屬土而有金與木多食發熱衍義

謂發虛熱蓋小試爾其核屬金性燥熱又云荔枝

肉屬陽主散無形質之滯氣故消瘤贅赤瘤者用

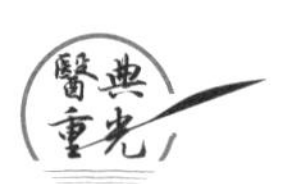

之知之茍不明則錯用之而不應

衍義云核慢火中燒存性爲末酒調一枚末服治

心痛及小腸氣

安石榴

圖經云子味甘酸其酸者能止痢

丹溪云石榴味酸病人須戒之以其性澁滯而汁

戀膈成痰盖榴者留也

藥性論云石榴皮味酸澁無毒能治筋骨風腰脚

重入烏鬚方用

花千瓣研吹鼻中即止衄血金瘡未愈和陳石灰

搗敷

梨

本草云梨味甘微酸寒出宣城

丹溪云梨潟者宜之梨者利也流利下行之謂也

食療謂產婦金瘡人忌之葢血虛也戒之

孟詵云梨除客熱止心煩

解酒病止火嗽消痰

橄欖

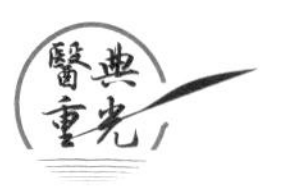

本草云味甘酸氣温無毒開胃下氣止瀉

丹溪云味澁而生甘醉飽後宜之然其性熱多食

能致上壅解魚毒

喉中魚鯁用此汁嚥

胡桃

本草云胡桃味甘性平無毒食之令人肥健潤肌

黑髮

丹溪云胡桃屬土而有火性熱本草言甘平是無

熱也脫人眉動風也非熱大腸肺也

乳糖 卽蜂蜜

衍義云乳糖川浙最佳其味厚其他次之本出西戎味甘寒無毒治心腹熱脹

丹溪云石蜜甘喜入脾其多之害必生於脾而西北人得之有益東南人得之未有不病者亦氣之厚薄不同耳雖然東南地下多濕宜乎其得之爲害也西北地高多燥宜乎其得之爲益也又云糖多食能生胃中之火此損因也非土制水乃濕土生火熱也食棗多者齒病齲亦此意也

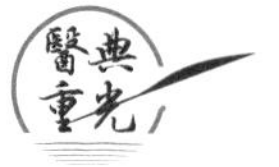

桃仁

氣温　味苦甘性平　苦重於甘陰中陽也

無毒

入手足厥陰經

象云治大便血結血秘血燥通潤大便七宣丸中

專治血結破血以湯浸去皮尖研如泥用

心云苦以泄滯血甘以生新血故凝血須用又去

血中之熱

本草云主瘀血血閉癥瘕邪氣殺小虫止欬逆上

氣消心下堅除卒暴擊血通月水止痛

衍義云老人虛秘與栢子仁大麻仁松子仁等分

同研鎔白蠟和丸如桐子大以少黄丹湯下仲景

治中焦畜血用

典術曰桃者五木之精也今之作桃符着門上厭

邪氣此仙木也

花味苦除乾殺疰除水腫石淋利大小二便

治瘧用桃仁一百枚去皮尖於五月五日午時細

研成膏入黄丹三錢丸如梧桐子大每服三丸當

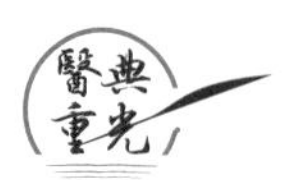

發日面北用温酒吞下如不飲酒井花水服

杏仁

氣温　味甘苦冷利　有小毒

入手太陰經

象云除肺燥治風燥在胸膈間麸炒去皮尖用

心云散結潤燥散肺之風及熱是以風熱嗽者用

之

本草云主欬逆上氣雷鳴喉痹下氣産乳金瘡寒

心賁豚驚癇心下煩熱風氣往來時行頭痛解肌

消心下急殺狗毒破氣王朝奉治傷寒氣上喘衝逆者麻黃湯内加杏仁陳皮若氣不喘衝逆者減杏仁陳皮知其能瀉肺也

東垣云杏仁下喘用治氣也桃仁療狂用治血也桃杏仁俱治大便祕當以氣血分之晝則難便行陽氣也夜則難便行陰血也大腸雖屬庚爲白腸以晝夜言之氣血不可不分也年虚人大便燥祕不可過泄者脉浮在氣杏仁陳皮脉沉在血桃仁陳皮所以俱用陳皮者以其手陽明病與手太陰

俱爲表裏也賁門上主往來䰟門下主收閉故王氏言肺與大腸爲通道也

本草云杏仁去皮尖得火良惡黄芩黄芪葛根解錫毒

本草云杏仁有兩仁者殺人可以毒狗

多服使人血溢或至委頓或瀉或臍中出物

烏梅

氣平　味酸　酸温陽也　無毒

象云主下氣除熱煩滿安心調中治痢止渴以鹽

爲白梅亦入除痰藥去核用

心云收肺氣

本草云主肢體痛偏枯不仁死肌去青黑痣惡疾

止下痢好唾口乾去骨間熱又方治一切惡瘡肉

出以烏梅燒爲灰杵末傅上惡肉立盡仲景治吐

蚘下利烏梅丸

孟詵云烏梅多食損齒

陳藏器云去痰治瘧疾

木瓜

隱居云木瓜山陰蘭亭尤多

氣溫　味酸

入手足太陰經

本草云治脚氣濕痺邪氣霍亂大吐下轉筋不止

益肺而去濕和胃而滋脾

衍義云木瓜得木之正故入筋以鉛白霜塗之則失酸味受金制也此物入肝故益筋與血病腰腎脚膝無力此物不可缺也

東垣云氣脱則能收氣滯則能和

雷公云調榮衛助穀氣是也霍亂轉筋時但呼其
名及書土作木瓜字皆愈
叔微曰有患項強筋急午後發黃昏時定先從足
起少陰之筋自足至項筋者肝之合日中至黃昏
陽中之陰肺也自離至兌陰旺陽弱靈寶秘法云
離至乾腎氣絶肝氣弱肝腎二藏受邪故發於此
時用木瓜去瓤沒藥二兩乳香二錢半入瓜内縛
定飯上蒸爛研成膏每用三錢入生地黃汁半盞
無灰酒二盞煖化溫服好古曰去濕和胃滋脾益

肺

按孟詵謂多食木瓜損齒及骨伐肝之驗也埤雅云梨百損一益楙百益一損詩曰投我以木瓜取其益也楙木瓜別名

日華子云木瓜止吐瀉治奔豚及水腫脚氣

榧

衍義云榧實生永昌大如橄欖殼色紫褐而脆其中子有一重粗黑衣其仁黃白色嚼久漸甘美過食多則滑腸

實屬土與金非火不可多啖則熱矣肺家果也引火入肺則大腸受傷識者宜詳　其子治寸白虫又五痔人常如果食之愈過多則滑腸

櫻桃

味甘　微熱　有小毒

圖經云洛中南都者最勝其色深紅者謂之朱櫻正黄明者謂之蠟櫻

本草云多食令人吐身出血

屬火而有土性大熱而發濕本草調中益脾日華

子云令人吐衍義發明其熱能致小兒之病舊有熱病與嗽喘得之立病且有死者矣　司馬相如賦云山朱櫻即櫻桃也又禮記謂之含桃可薦宗廟又王維詩云纔是寢園春薦後非干御苑鳥啣殘

甘李根白皮

時習云根皮大寒主消渴止心煩氣逆奔豚

藥性論云李根皮治脚下氣李核仁主踒折骨疼

女子小腹腫滿利小腸水道

枇杷葉

衍義云枇杷葉南北二川皆有之以其形如枇杷故名之潤五臟療婦人產後口乾

味苦氣平無毒刷去毛蜜炙用不爾射人肺主卒嘔啘不止不欲食下逆氣治肺熱久嗽止渴疾痰

實味甘酸滋潤五臟少食止吐止渴多食發熱發

龍眼肉

味甘氣平無毒肥白而綠者佳去核用主安神養

血補中歸脾益智強魂令人不忘

本草云主五臟邪氣久服強魂聰明今出閩廣

山查

隱居云山查生蜀川俗名山裡紅

味甘酸氣微溫無毒色紅肉厚者佳去核用主健胃消食行結氣滯血除食積痰催瘡疹益小兒又婦人產後兒枕痛濃煎汁入砂糖服立效　按山查酸勝腐故專消油膩腥羶與榖食不相干也脾虛者服之反伐生發之氣小兒乳滯不化尤爲要

藥然不可過與

東垣云山查子治諸痢疾朐腹脹痞

蓮藕

味甘性平無毒入脾經忌鐵

隱居曰止渴散血令心歡藏器曰止怒解酒毒曰

飾能止血

蓮子經曰補中養神火明曰安心止痢腰痛泄精

嘉謨曰安靖上下君相火邪時珍曰交心腎厚腸

胃利耳目除寒濕赤白濁崩帶

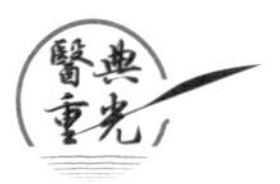

遲澀味澀清心固腎悅顏止血

葉蒂主助脾澀精安胎治雷頭風　按蓮產於淤泥而不染節節含藏生生不息根鬚花果葉節皮心品品皆爲良藥蓋神物也禀清芳之氣得稼穡之味爲脾之果脾者黄宮所以交媾水火會合木金者也土爲元氣之母母氣既和津液相成神乃自生葉蒂治雷頭風者以形如仰盂其象爲震震爲木化風蓋有微理非神而明之者難與道也

衍義云藕實就蓮中乾者寧心志強精神

孫真人云蓮子不去心食令人成霍亂

梅師方治產後餘血不盡奔上衝心悶痛以生藕汁二升飲之

蓮中乾黑者名石蓮子服之清心黑髮開散胃中之熱止噤口痢

藕節同生地汁治口鼻來紅入童便攪服消瘀血尤宜

荷葉汁和健脾丸内引生少陽經清氣

蓮花蕋入秘真丸藥固精止夢洩靈丹

終

仁壽堂藥鏡卷之六

潜庵居士輯

禽部

鷄

味甘氣微温有五色者黑鷄白首者六指者鷄死足不伸者並不可食

主補虚羸最要故食治方多用之

本爲巽巽爲風助肝邪有風人不宜食又屬土而有金與木火性補能助濕中之火骨熱者不可食

病邪得之爲有助也

白毛舌黑烏骨者入藥鷄屬木而骨反黑巽變坎也受水木之精氣故肝腎血分之病宜之男用雌女用雄婦人方科中有烏鷄丸治婦人百病煮鷄至爛和藥或並骨研用之

丹溪云風之爲病西北氣寒爲風所中誠有之矣東南氣溫而地多濕有風病者非風也皆因濕生痰痰生熱熱生風也經曰亢則害承乃制河間云土極似木數千年得經意者河間一人爾衍義云

鷄動風者習俗所移也鷄屬土而有金與木火性補故助濕中之火病邪得之爲有助而病反劇非鷄而已凡有血氣與夫魚肉之類皆助病邪者也

鷄子黄

氣溫　味甘

成聊攝云陰不足者以甘補之鷄子黄阿膠之甘以補血

海藏云陰不足者補之以血若咽有瘡以鷄子一枚去黄留白用苦酒傾殼中以半夏入苦酒中取

敲置刀環上安火上熬微沸去滓旋旋呷之煮熟去白取黄五六枚用亂髮一團鐵銚中煮熬荅乾少項髮焦乃有液出旋取至碗中以液盡為度療小兒驚熱又取塗孩子熱瘡以苦參末糝之　冠血去乳難療白癜風諸瘡又縊死心下温者刺血滴口中百虫入耳滴之即出　腸主遺溺小便數不禁　屎白下氣消積利大小便治蠱脹　雞子清主煩渴欬瘡口婦人難産胎衣不下又塗眼止目熱赤痛

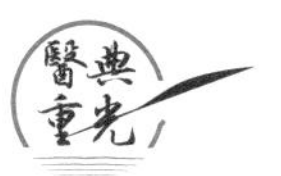

鴨

味甘冷利小便用青頭雄鴨治虛勞熱烏骨白鴨主補虛除熱和臟腑　頭瘵病水浮腫　白鴨屎殺石藥毒散蓄熱解結縛瘵熱毒痢爲末水調服

野者名鳬主補中益氣平胃消食治水腫除熱毒風殺十二種虫身上有諸小熱瘡年久不愈但多食即瘥

蕭炳云白鴨多食令人發冷氣不可同鱉食

卵寒去熱于心胸多食漸軟其脚膝

雀

本草云雀卽小麻雀也肉甘無毒

大溫無毒壯陽益精煖腰膝冬月者良姙娠忌食

卵主下氣男子陽痿不起強之令熱多精有子

腦主耳聾塗凍瘡立愈　頭血主雀盲鷄矇　雄

雀屎名白丁香兩頭尖者是五月取研如粉煎甘

草湯浸一宿乾用療目熱赤痛生胬肉赤白膜初

起男乳和點卽消塗癰疽立潰

藥鏡卷之六終

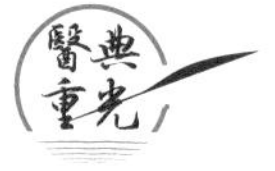

仁壽堂藥鏡卷之七

潛庵居士輯

獸部

龍骨 五色具者佳

氣平微寒 味甘陽也 無毒入心肝腎三經

本草云主心腹鬼疰精物老魅欬逆泄痢膿血女子漏下癥瘕堅結小兒熱氣驚癇療心腹煩滿四肢痿枯汗出夜卧自驚恚怒在氣在心下不得喘息腸癰内疽陰蝕止汗縮小便溺血養精神定魂

䰟安五臟

成無已云龍骨牡礪鉛丹皆收歛神氣以鎮驚凡用燒通赤爲粉畏石膏

珍云固大腸脫　按龍骨澁可去脫故能收歛浮氣固腸鎮驚水飛每斤用黑豆一斗蒸過否則着人腸胃晩年作熱夫龍者東方之神故骨與齒多主肝病許叔微曰肝藏䰟能變化故䰟遊不定者治之以龍齒

或云有雌雄骨文細而廣者爲雌文粗而狹者爲

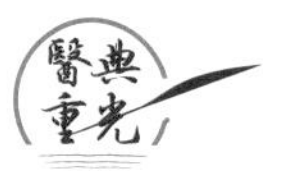

雄

藥性論云龍骨忌魚有小毒

龍角却驚退熱治小兒痰盛發搐

虎骨

味辛微熱無毒入腎經畏乾漆蜀椒磁石

陶隱居曰邪氣鬼疰驚悸惡瘡鼠瘻甄權曰筋骨毒風攣急走注疼痛屍疰時珍曰健骨止痢

按風從虎風木也虎金也木受金制焉得不從故主風病虎之強悍皆賴於脛所以治脚脛無方然

中藥箭者有毒損人不可不辨微黑者是也

崔元亮云虎骨去髓以酥塗透炙令極黄

詵云睛能治瘧病辟小兒驚悸

鬚去齒疼

犀角

氣寒　味苦酸鹹微寒　無毒

象云治傷寒温疫頭痛安心神止煩亂明目鎮驚

治中風失音小兒麩豆風熱驚癇鎊用

本草云主百毒蠱疰邪鬼瘴氣殺鉤吻鴆羽蛇毒

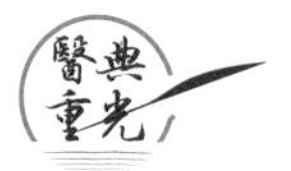

除邪不迷惑魘寐療傷寒温疫頭痛寒熱諸毒氣

能治一切瘡腫破血

液云升麻代犀角說並見升麻條下易老療畜血

分三部上焦畜血犀角地黄湯中焦畜血桃仁承

氣湯下焦畜血抵當湯丸丸但緩於湯耳三法的

當後之用者無以復加入心胃二經松脂升麻爲

使惡雷丸雚菌烏頭烏喙忌鹽錫碎以紙褁懷中

乘熱搗之應手如粉

丹溪云犀角屬陽性走散比諸角爲甚痘瘡後用

此以散餘毒俗以爲常若無餘毒而血虚者或已
燥熱發散者而誤用之禍立至人所不知也　按
犀食百草之毒故角能解百毒然大寒之性胃受
之必傷人尤所禁也
陳藏器云通天犀角上有一白縷直上至端則能
通神可破水駭雞置犀於米中雞不敢啄置水中
水開此爲真也
造器者弗効揀新者方靈鹿取茸犀取尖以力之
精鋭在是

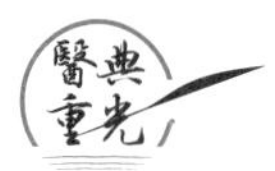

羚羊角

本草云羚角出華陰山谷及西域

味鹹　性寒　無毒

入肺肝胃三經

經曰明目辟鬼隱居曰驚夢狂越傷寒時氣熱在肌膚孟詵曰熱毒痢血疝氣腫毒甄權曰産後惡血冲心小兒驚癎時珍曰平肝舒筋定風安魂散血下氣　按羚羊角性寒能透骨髓寒爲肅殺之氣寧無損人中病即止勿得過用

藏器云羚羊角有神夜宿以角掛樹不着地但取
角彎中深鋭有掛痕者即是耳邊聽之有聲鳴者
良

麝香

圖經云麝出益州雍州佐香開九竅忌大蒜

氣温　味辛　無毒

本草云主辟惡氣殺鬼精物療温瘧蠱毒癇痓去
三尸虫療諸凶邪鬼氣中惡心腹暴痛脹急痞滿
風毒婦人產難墮胎

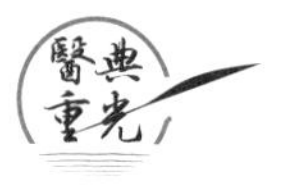

東垣云麝香入脾治肉病

穿山甲

禹錫云穿山甲生深山谷中今房均等州皆有之

味鹹　氣微寒　有毒　土炒黄脆用

主邪瘧通經下乳及痔漏惡瘡癰腫又酒漿調服

能發痘

日華子云穿山甲治小兒驚邪婦人鬼魅悲泣

牛黄

陶隱居云牛有黄出入鳴吼令儀渴之置水一盆

候吐黄喝廻卽墮落水中此爲生黄最佳近出萊

州貴州

氣平　味苦　有小毒體輕微香磨甲色透置舌

上先苦後甘清凉透心者眞

本草云主驚癇寒熱熱盛狂痓逐鬼除邪療小兒

百病諸癇熱口噤不開大人癲狂又墮胎久服令

人不忘又云磨指甲上黄者爲眞又云定魂魄人

參爲使得牡丹菖蒲利耳目惡龍骨龍胆地黄畏

牛膝

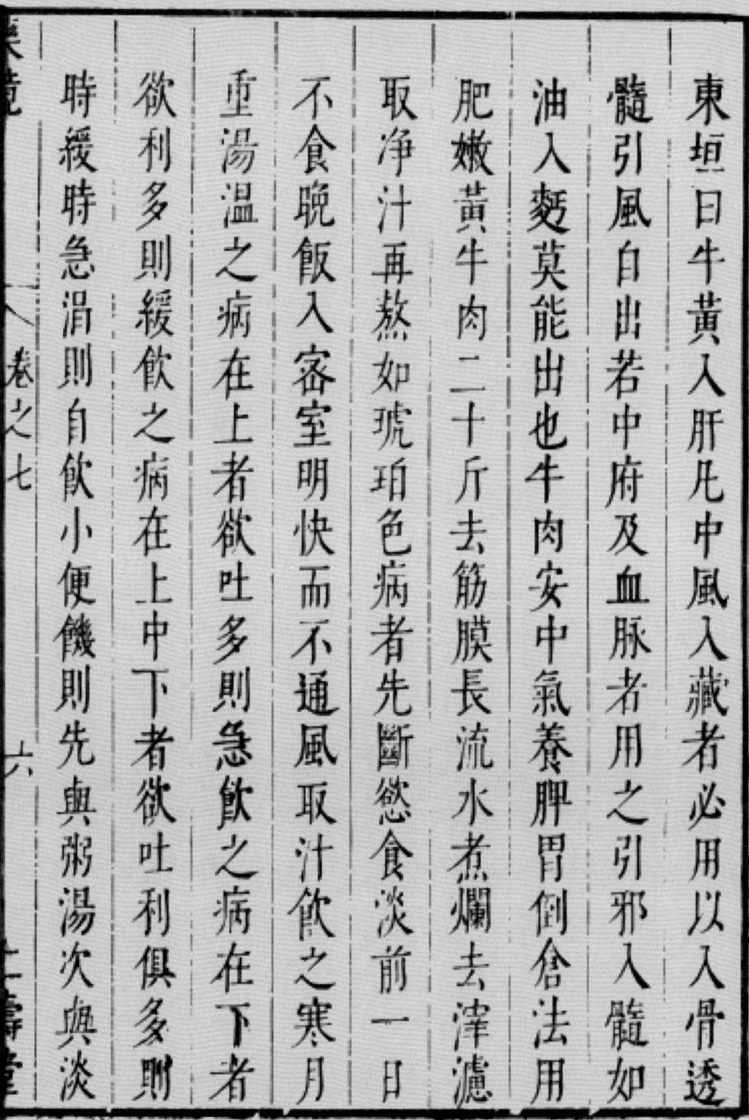

東垣曰牛黄入肝凡中風入藏者必用以入骨透髓引風自出若中府及血脉者用之引邪入髓如油入麪莫能出也牛肉安中氣養脾胃倒倉法用肥嫩黄牛肉二十斤去筋膜長流水煮爛去滓濾取淨汁再熬如琥珀色病者先斷慾食淡前一日不食晚飯入密室明快而不通風取汁飲之寒月重湯温之病在上者欲吐多則急飲之病在下者欲利多則緩飲之病在上中下者欲吐利俱多則時緩時急渴則自飲小便饑則先與粥湯次與淡

稀粥三日後方與萊菔麋粥調養一月沉疴悉去後忌牛肉十年　按丹溪序曰牛坤土也黄土色也以順德配乾健者牡之用也肉者胃之藥也液者無形之物也故由腸胃而透肌膚毛竅無不入也積聚久而成形廻薄曲折可以丸散犯乎此則踵其曲折如洪水泛漲陳朽順流而下其法得之西域異人借補爲瀉因瀉爲補大有再造之功真奇法也

乳養血而補虛羸乳餅利十二經脉通大小便難

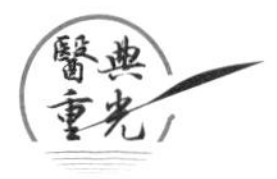

鹿茸

味甘鹹性溫無毒入腎經杜仲爲使畏大黄

經曰漏下惡血驚癇益氣強志生齒隱居曰虚勞腰脊痛便數洩精溺血安胎殺鬼時珍曰生精補髓養血益陽強筋健骨鹿角主治相同功力差緩

按鹿性淫而不衰其角不兩月長大至一二十觔生長神奇無過於此盖其性熱生生不已氣化濃密故補腎之功莫能與京

圖經云茸形如小紫茄者爲上如馬鞍形者有力

本草云鹿腎平主補腎氣壯元陽

勿齅氣恐茸中有小白虫入鼻製法燎毛破開酥

油炙黄褐色

鹿角膠

味鹹　氣温　無毒　主血虚生精有子

鹿茸主治相同功力尤捷

阿膠

氣微温　味甘辛　無毒　甘辛平

味薄氣厚升也陽也

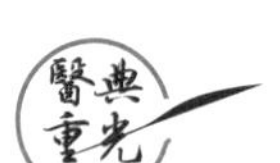

入手太陰經

足少陰經厥陰經　蛤粉炒成珠用

象云主心腹痛内崩補虚安胎堅筋骨和血脉益

氣止痢炮用

心云補肺金氣不足除不足甘温補血出東阿得

火良

本草云主心腹内崩勞極洒洒如瘧狀腰腹痛四

肢酸痛女子下血安胎丈夫小腹痛虚勞羸瘦陰

氣不足脚酸不能久立養肝氣益肺氣肺虚極損

欬嗽唾膿血非阿膠不補仲景猪苓湯用阿膠滑以利水道活人書四物湯加減側妊娠下血者加阿膠　按阿膠用黑驢皮造成黑屬水專走腎能制火火退則風不生故入足厥陰以理風淫木旺水盛則金有救故入手太經以理火盛金衰東阿井係濟水所生性急下趨清而且重所以清上逆之痰也

本草云阿膠畏大黃

禹錫云婦人服之調經有子治漏下赤白

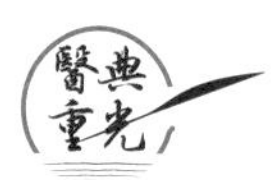

羊肉

東垣云羊肉甘熱能補血之虚羊肉有形之物也能補有形肌肉之氣凡味與羊肉同者皆可以補之故曰補可去弱人參羊肉之屬

羊肉補形也

丹溪云羊脛骨治牙齒疎豁須用之

日華子云羊乳利大腸療小兒驚癇疾

犬

肉味鹹酸氣温主安五臟補絶傷輕身益氣

丹溪云世俗言犬治虚損之病似指陽虚而議治殊不知人身之虚悉是陰虚若陽果虚其死甚易敏者亦難措手夫病在可治者皆陰虚也

孟詵云犬血益陽事

孕婦食之令兒無聲缺唇陰虚人食之發熱難治

同蒜食損人

猳鼠糞

治傷寒勞復經言牡鼠糞兩頭尖者是或在人家諸物中遺者

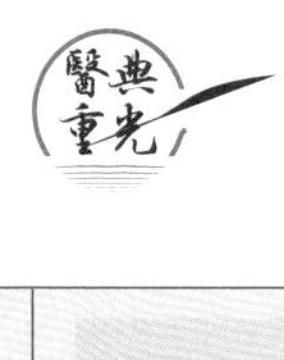

猪膚 音孚皮也禮運疏云膚革外薄皮革膚内厚皮語云膚淺言如在皮膚不深也

氣寒　味甘

入足少陰經

液云猪皮味甘寒猪水畜也其氣先入腎解少陰客熱是以猪膚解之加白蜜以潤燥除煩白粉以益氣斷痢

猪胆汁

氣寒　味苦鹹苦寒

液云仲景白通湯加此汁與人尿鹹寒同與熱劑

令去格拒之寒又與醋相合內穀道中酸苦益陰以潤燥瀉便

本經云治傷寒熱渴又白猪蹄可用維青色者不可食療疾亦不可

心云與人屎同體補肝而和陰引置陽不被格拒能入心而通脉

猪肉

丹溪云猪肉皆補氣又云肉無補性惟補陽爾今之虛損者不在於陽而在於陰以肉補陰猶緣木

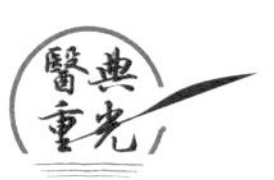

求魚何者肉性熱入胃便發熱熱發便生痰痰生則氣便不降而別証作矣久病後須用補胃氣胃氣非陰氣不足以自全所以淡味爲自養之良方也

陶隱居云猪肉生痰能虛肥人不可多食

孟詵云肚主暴痢虛弱殺勞虫并小兒疳蛔黄瘦病佐健脾藥健脾

藥鏡卷之七終

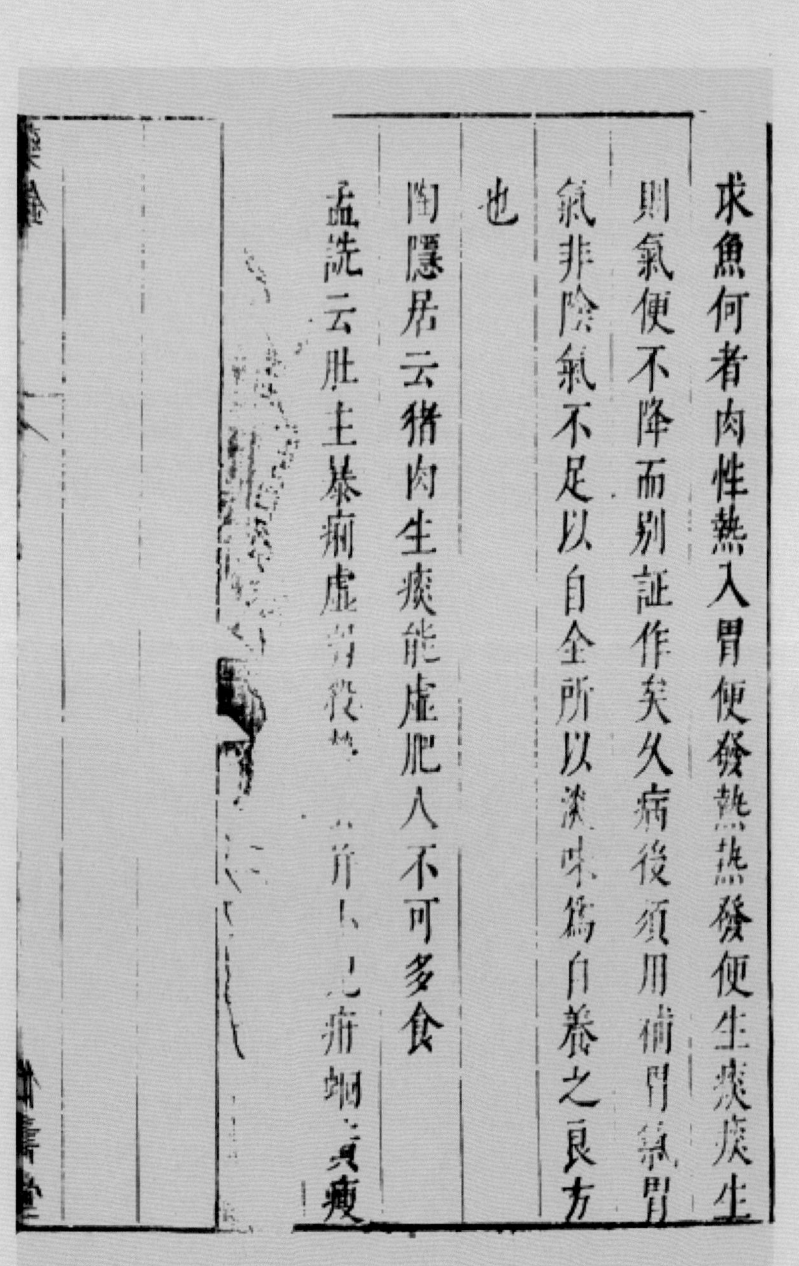

求魚何者肉性熱入胃便發熱熱發便生痰痰生
則氣便不降而別証作矣久病後須用補胃氣胃
氣非陰氣不足以自全所以淡味爲自養之良方
也

陶隱居云猪肉生痰能虛肥人不可多食

孟詵云肚主暴痢虛勞殺蟲□□□□□□□□痩

仁壽堂藥鏡卷之八

潛庵居士輯

蟲部

牡蠣

陶隱居云牡蠣是百歲鵰所化以尖左顧者佳大者爲好出廣州海南

氣微寒　味鹹平　無毒

入足少陰經

珍云能軟積氣之痞

心云鹹平熱泄水氣

本草云主傷寒寒熱温瘧洒洒驚恚怒氣除拘緩鼠瘻女子帶下赤白除留熱在關節榮衛虛熱往來不定煩滿止汗心痛氣結止渴除老血溢大小腸止大小便療泄精喉痺欬嗽心脇下痞熱能去瘰癧一切瘡腫入足少陰鹹爲軟堅之劑以柴胡引之故能去脇下之硬以茶引之能消結核以大黄引之能除股間腫地黄爲之使能益精收澁止小便本腎經之藥也久服益骨節殺邪鬼延年貝

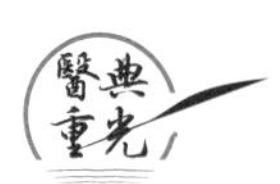

母爲之使得甘草牛膝遠志蛇床子良惡麻黄吳茱萸辛荑

藥性論云君主之劑治女子崩中止血及盜汗除風熱定痛治温瘧又和杜仲服止盜汗爲末蜜丸服三十丸令人面光白永不値時氣又治鬼交精出病人虚而多熱加用之

陳士良云牡礪搗粉粉身治大人小兒盜汗和麻黄根蛇床子乾薑爲粉粉身去陰汗按牡礪鹹寒入腎壯水之主以制陽光久服必有寒中不快之

患

鱉甲

氣平　味辛　無毒　入肝經

本草云主心腹癥瘕堅積寒熱去痞去瘜肉陰蝕痔惡肉療溫瘧血瘕腰痛小兒脇下堅

衍義云治勞瘦除骨熱　按鱉性至陰大寒又能破血不可認其補多用必傷土也

衍義云鱉甲九肋者佳以滴醋塗炙黃色

姚和衆云脫肛鱉頭燒灰搽撲之

鱉肉懷妊婦食之子項短合鷄肉食成瘕合莧菜食成鱉瘕合芥子食瘀症發悮食過喉藍汁可解

龜甲 敗龜板

味甘鹹 性寒 有毒

入腎經惡沙參蜚蠊去皮膜酥炙

經曰漏下赤白癥瘕痎瘧五痔陰蝕小兒顖不合

隱居曰驚恚勞役陰瘡資智丹溪曰補陰去瘀血止血痢續筋骨

時珍曰龜鹿皆靈而壽龜首常藏向腹能通任脉

故取以養陰鹿鼻常反向尾能通督脉故取以養陽物理之玄微也　按龜禀北方之至陰故能補陰格物考曰天有先春之震山多自死之龜龜聞雷則口所含以蟄者便吐而昂首時令尚早無虫可食多餓死血肉滲入下甲此真敗龜板也而以灼師用過者當之誤矣陽龜殼圓板白陰龜殼長板黄陰人用陽陽人用陰丹溪曰屬金而有水陰中陽也大有補陰之功而本草不言惜哉其補陰之力而兼去瘀血續筋骨治勞倦其能補陰者蓋

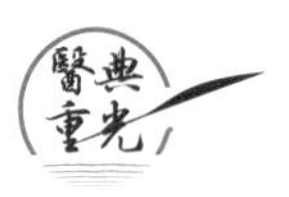

龜乃陰中至陽之物稟北方之氣而生故能補陰治陰血不足止血利治四肢無力酥酒猪脂皆可炙之

藥性論云龜甲畏狗胆

蕭炳云龜甲主風緩脚弱

蛇蜕

本草云味鹹甘平無毒

心云去翳膜用之取其意也

日華子云止嘔逆小兒驚悸客忤催生癧瘍白癜

風煎汁敷入藥炙用

本草云治大人瘓瘲癲疾虫毒蛇癇弄舌搖頭

陶云畏磁石及酒

蟬蛻

味甘寒　無毒

心云治同蛇蛻

藥性論云使治小兒渾身壯熱驚癇兼能止渴又云其脫殼頭上有一角如冠狀謂之蟬花最佳主小兒天弔驚癇瘓瘲夜啼心悸

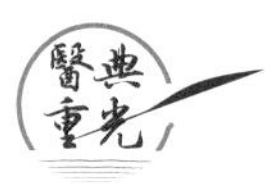

郭璞云治風氣客皮膚瘙痒不已

白殭蠶

味鹹辛平　無毒

本草云主小兒驚癇夜啼去三虫滅黑䵴令人面色好男子陰瘍病女子崩中赤白産後餘痛滅諸瘡瘢痕生潁川平澤四月取自死者勿令中濕濕中有毒不可用

潔古云性微溫味微辛氣味俱薄體輕浮而升陽也去皮膚中風

丹溪云白殭蚕屬火而有土與金木老得金氣殭而不化治喉痺者取其火中清化之氣以從治相火散濁逆結滞之痰耳

聖惠方云治遍身癮疹焙黄色爲末用酒服之

小兒宫氣方云治小兒撮口及發噤用蜜和蚕末敷兒口内即効

日華子云治中風失音

繭内蚕蛾取雄者微火炒黄强陰益精氣敷諸瘡滅瘢止遺精煖腎

繰絲湯甕貯埋土内年深消渴

病宜取飲引清氣上朝口舌降相火下泄膀胱因屬火有金之用故也

蝦蟇

本草云有毒主破癥瘕能殺疳虫

丹溪云蝦蟇屬土與水性寒味甘南方多食之本草明言可不患熱病由是病人喜食之本草之意蓋是或炙或乾或燒或灰和在藥劑中用之非若世人煮爲羹入鹽椒而啜其湯也此物本濕化大能發濕久則濕亦化熱此因土氣厚自然生火行

義謂解勞熱藥之謂也非美之謂也戒之

蜣螂

氣寒　味酸　有毒

本草云治小兒驚風瘛瘲腹脹寒熱大人癲疾狂

易手足端寒支滿奔豚

日華子云墮胎治疰忤和乾薑傅惡瘡出箭頭

圖經云心主丁瘡

衍義云大小二種一種大者爲胡蜣螂身黑光腹

翼下有小黄子附母飛行晝不出夜方飛至人家

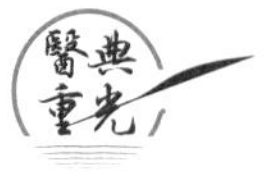

戸庭中見燈光則來一種小者身黑暗晝方飛出

夜不出今當用胡蜣蜋以其小者研三十枚以水

灌牛馬腸結佳

本草云大者佳畏羊角石膏入藥去足

文蛤

隱居云今出萊州南海中三月中旬採未爛殼

氣平　味鹹　無毒

本草云主惡瘡蝕五痔欬逆胸痺腰痛脇急鼠瘻

大孔出血崩中漏下能利水治急疳蝕口鼻數日

盡欲死燒灰臘猪脂和塗之墜痰軟堅止渴收濇

固濟蛤粉也鹹能走腎可以勝水文蛤尖而有紫

斑

丹溪云蛤粉治痛氣能降能消能軟能燥同香附

末薑汁調服以治心痛以蛤蜊殼火煆過研爲粉

用之不入煎劑

丹溪云蚌蛤蝌蚬大同而小異屬金而有水木土

衍義云其冷而不言其濕多食則發痰以其濕中

有火久則氣上升而不降因生痰痰則生熱熱則

生風何冷之有

鱔魚

味甘　氣温　無毒

丹溪云鱔魚善補氣

本草云凡魚頭有白色如連珠至脊上者腹中無

胆頭中無腮者並可殺人

唐本注補虚損婦人產後淋瀝

頭灰主痢疾消渴血塗口眼歪斜凡中其毒食蟹

解之

鯽魚

味甘　溫平　無毒

丹溪云諸魚皆屬火惟鯽魚屬土故能入陽明而有調胃實腸之功若得之多者亦未嘗不起火也戒之又云諸魚之性無一息之停故能動火

禹錫云作羹主胃弱不下食作鱠主久赤白痢

蚯蚓

味鹹　性大寒　無毒

丹溪云蚯蚓屬土而有水與木性寒大解諸熱毒

行濕病

衍義云有小毒自死者良

陶隱居云治蛇瘕白頸是其老者取破其土鹽之

日晒須臾成水溫病狂言飲汁

糞敷熱瘡丹毒犬傷用鹽搗傳之 數

螻蛄

味鹹 性寒 無毒

丹溪云螻蛄治口瘡甚効虛人戒用以其性急故

也

本草云主產難出肉中刺潰癰腫下哽噎入藥妙

用

一名土狗治水腫分上下左右取効左令左腫消

右使右腫退上消上體下退下焦

䖟虫

陶隱居云䖟虫即今噉牛馬血者

氣微寒　味苦平　有毒

本草云主目中赤痛眥傷淚出瘀血血閉寒熱炒

去翅足

日華子云破癥結消積膿墮胎

水蛭 一名馬蟥

氣微寒　味鹹苦平　有毒

本草云主逐惡血瘀血月閉破血瘕積聚無子利

水道墮胎炒用畏鹽苦走血鹹勝血仲景抵當湯

用虻虫水蛭鹹苦以泄畜血故經云有故無殞也

雖可用之亦不甚安莫若四物湯加酒浸大黃各

半下之極妙

日華子云畏石灰然極難脩製須細剉後用微火

炒令色黄乃熟不爾入腹生子爲害

䗪蟲

味鹹寒　有毒

本草云主心腹寒熱洒洒血積癥瘕破堅下血閉

仲景主治久瘕積結有大黄䗪虫丸

衍義云乳汁不行研一枚水半合濾清汁服勿令

服藥人知之

陶隱居云今爲土鱉虫治月水不通畏菖蒲皂莢

屋游

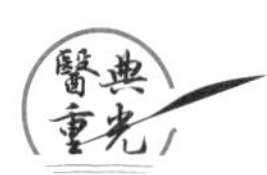

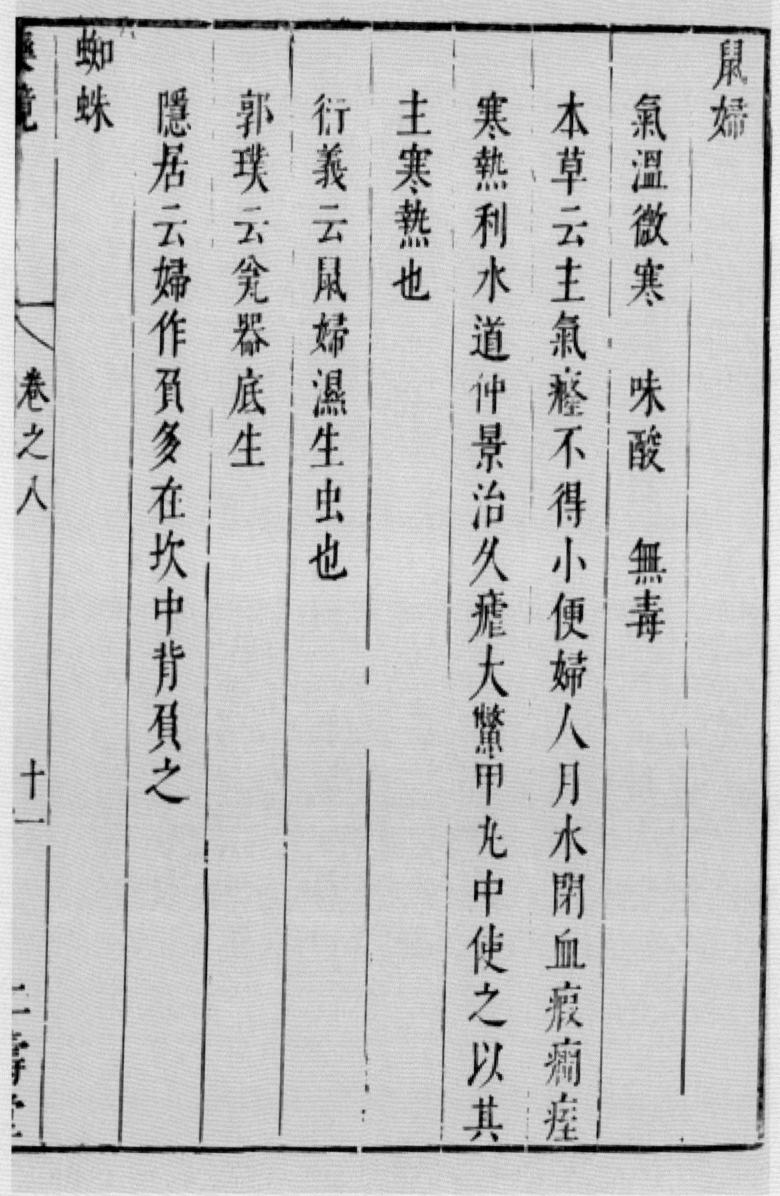

鼠婦

氣溫微寒　味酸　無毒

本草云主氣癃不得小便婦人月水閉血瘕癇痓寒熱利水道仲景治久瘧大鱉甲丸中使之以其主寒熱也

行義云鼠婦濕生虫也

郭璞云瓮器底生

隱居云婦作負多在坎中背負之

蜘蛛

藥鏡　卷之八　十一

微寒

本草云主大人小兒痜疝七月七日取其網療喜

意仲景治雜病狐疝偏有大小時時上下者蜘蛛

一十四個熬焦桂半兩研細爲散八分以酒調服

日再蜜丸亦通

蛚云蜂螫蜈蚣傷人取蜘蛛置肉上則能吸毒又

能止瘧

聖惠方治瘰癧無問有頭無頭用大蜘蛛五枚曝

乾細研酥調如麪日兩度貼之

花蛛絲綱繫瘤贅可落

蠐螬

微寒　微溫　味鹹　有毒

本草云主惡血血瘀痺氣破折血在脇下堅滿痛月閉目中淫膚青翳白膜吐血在胸中不去及破骨踒折血結金瘡血塞産後中寒下乳汁仲景治雜病方大黄䗪虫丸中用之以其主脇下堅滿也續傳信方治喉痺取虫汁點在喉中下即喉開本草云畏附子其在腐柳木中者勝

禹錫云治心暴痛去目翳障

蜜

氣平微溫　味甘　無毒

本草云主心腹邪氣諸驚癇痓安五臟諸不足益氣補中止痛解毒除衆病和百藥養脾氣除心煩飲食不下止腸澼饑中疼痛卩瘡明耳目

水火煉蜜法　金華師最惡以鍋煎煉非古法授此以白砂蜜一斤大磁碗盛重湯煮不住攪文武火湯乾加水以蜜滴水不散爲度大率一斤煉成

半斤罐封埋土七日凡和丸劑止以藥末一半入蜜舂萬餘杵乾糝以布包裹入甑蒸軟又加末盡之末如此三次則丸劑可以久收不復回潤

用川蜜艮因食椒花之故補陰丸用之取其甘緩難化可達下焦熬蜜導煎入穀道可通大便艱難

五靈脂 即寒號虫糞

禹錫云據寒號虫四足有肉翅不能遠飛所以不入禽部今河東有

味甘溫 無毒

入心肝二經惡人參潤澤者佳生者行血炒者止

血

本草云主療心腹冷氣小兒五疳辟疫治腸風通利氣脉女子月閉出北地

珍曰經水過多赤帶一切心腹脇痛血貫瞳子小兒驚癇殺虫解毒蛇蝎蜈蚣傷宗奭曰入肝最速按五靈脂治崩中非止治血乃去風之劑風動物也衝任經虛被風傷襲與荆防治崩義同獨陰有歸下之功兼能降火人所不知

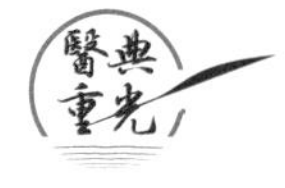

圖經云五靈脂黑如鐵內多夾沙石先碾細酒飛煉揚去沙石炒乃佳治傷冷積聚堅結痞滿

烏蛇

圖經云生商洛山今蘄州黄州有之背有三稜色黑如漆性善不食物多在蘆叢中嗅其花氣吸其南風多於蘆枝上得之作偽者用他蛇燻之但眼陷不光爲異耳真者尾細長能穿錢百文身長丈餘爲佳

味甘

本草云主諸風瘙癮疹疥癬皮膚不仁頑痺諸風

用之炙入丸散浸酒合骨江東有黑稍蛇能纏物

至死亦是其類

禹錫云治眉髭脫落

斑猫

味辛寒　有毒

本草云主寒熱鬼疰蠱毒鼠瘻疥癬惡瘡疽蝕死

肌破石癃血積傷人肌墮胎畏巴豆

隱居云豆花時取之如上黃黑斑去翅足以粟米

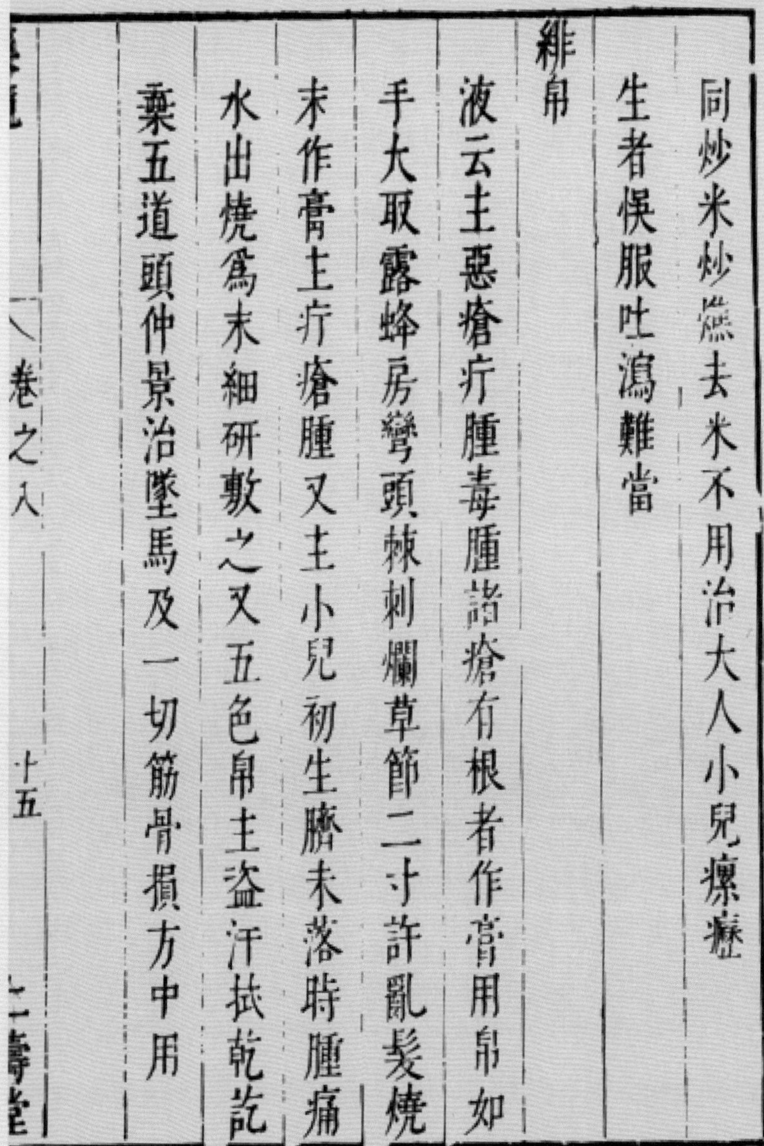

同炒米炒黛去米不用治大人小兒瘰癧

生者俁服吐瀉難當

緋帛

液云主惡瘡疔腫毒腫諸瘡有根者作膏用帛如

手大取露蜂房彎頭棘刺爛草節二寸許亂髮燒

末作膏主疔瘡腫又主小兒初生臍未落時腫痛

水出燒爲末細研敷之又五色帛主盜汗拭乾訖

棄五道頭仲景治墜馬及一切筋骨損方中用

卷之八　十五

同炒米炒燋去米不用治大人小兒瘰癧

生者悮服吐瀉難當

緋帛

液云主惡瘡疔腫毒腫諸瘡有根者作膏用帛如

手大取露蜂房彎頭棘刺爛草節二寸許亂髮燒

……上……又……已……

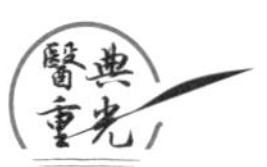

仁壽堂藥鏡卷之九

潛庵居士輯

人部

乳汁

味甘　氣平　無毒

主補五臟，潤腸胃，令人肥白悅澤。點眼止淚明目，療赤痛。

宗奭曰：目得血而能視，乳汁即血也，用以點眼，豈不相宜。　按乳性平而非冷，若冷必能傷脾，小兒食之當泄瀉不止矣有是理哉特與食洞進誠能發瀉人多犯此疑其性冷謬哉服乳歌曰仙家酒仙家酒兩個葫蘆盛一斗五行釀出真醍醐不離人間處處有丹田若是乾涸時嚥下重樓潤枯朽清晨能飲一升餘返老還童天地久瞑作粉名乳金丹尤佳

服人乳大能益心氣補腦治消渴治風火症養老尤宜每用一吸即以指塞鼻孔按唇貼齒而漱乳與口津相和然後以鼻內引上吸使氣由明堂入

腦方可徐徐嚥下凡五七吸爲一度不漱而服者

何異飲酪止于胃腸爾

唐本注别錄云首生男乳汁爲養生之寶

婦人之血下降爲月經上升成乳汁乳汁斷月經

通異名同類乳即血化也補血用地黄當歸乃草

木之流得天地偏氣用治血病力固有餘用補血

衰力猶未及何如人乳頻服以類相從如燈添油

立見光亮也

人溺

味鹹　氣寒　無毒童子者佳

主降火甚速諸虚勞熱久嗽上氣撲損瘀血吐衄血暈並宜用之如産後溫服一盃下敗血惡物不致他病初得頭風飲之不輟亦多愈久服令人反虚氣血無熱尤不可多服此亦性寒故治熱勞方中亦用也

日華子云小便凉止勞渴嗽潤心肺療血悶熱狂撲損瘀血暈絶及蛇犬等咬以熱尿淋患處難産胞衣不下即取一升用薑葱煎乘熱飲即下

日華子云秋石强骨髓補精血開心益志

按氣有餘便是火人溺濁陰歸下竅屈曲降之有取坎填離之功且得人元氣有滋補之妙煉成秋石去濁留清補益之功真是還元復命爲虚癆者第一靈丹須陰陽煉者得坎離既濟之義

人中白降火散血與溺同功諸瘡痟纍尤奇般過用

紫河車一名胞衣

味甘鹹氣温無毒童便浸半日酒醋洗净或蒸或

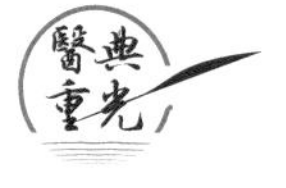

藏器云溺主明目清音治肺痿疰病

褚澄曰喉有竅則欬血喉不停物毫髮必欬血既滲入愈滲愈欬飲溲便則百不一死服寒涼則百不一生時珍曰小便入胃上歸於肺下通水道而入膀胱乃其舊路也故治肺病引火不行人之精氣清者爲氣濁者爲血濁之清者爲津液清之濁者爲小便便與血同類故味鹹而治諸血也

秋石

益肺補腎還人真元

炙或酒煮用

主一切虚損顛癇安心養血滋陰益氣補精助元

陳藏器云治血氣羸瘦婦人勞損

初産肥大者良男兒女胎女兒男胎一説不必拘

泥隨得俱可補人河車雖成後天之形實禀先天

之氣入藥拯濟誠奪河工不惟病者補益弱婦服

之亦易結孕蓋以兒孕胞内臍繫于腰受母之蔭

父精母血相合生成真元氣之所鍾非他草木之

類所可比也

髮灰一名血餘

取亂髮入瓶内泥固煆烟盡爲末用

主消瘀止血有補陰之功又吹鼻止衄食中誤吞髮燒喉取自己髮灰水調一錢服

參同契云同類易施功非種難爲巧雖云丹法移之治病雅有神化子嘗考古今養生家千條萬訣莫要於人壞人補之一語即内經形不足者補之以氣也漫述數端勿藥有喜庶鑒之完技云

凡肩背股節骨膁筋會之處注痛多屬痰凝氣滯

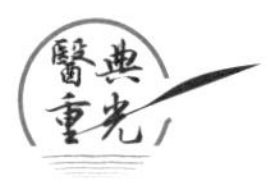

不拘男女但取神旺氣長者令以口對患處隔絹

綿進氣不呵不吹極力努氣使入透覺煖至熱又

易一人以愈爲度

多病善養者每夜令僕擦足心至極熱甚有益三

里腎俞皆不可缺

腎虛腰痛令少陰掌心摩擦每至萬餘或令進氣

於腎俞之穴丹田冷者亦摩擦而進於臍輪其功

尤烈有痿痺疾者偎卧患處於壯陰之懷久之生

氣和浹病氣潛消

老人尤宜與少艾偎臥有喻千户者行此年九十餘康健

凡小疾有痛處卽令壯夫揩擦至熱或按之拿之令氣血轉移其疾可却

唐本注云髮灰療轉胞小便不通

雷公云男子二十顔貌紅白者取頂心髮先用苦參水浸一宿漉出入瓶中以火煅之

藥鏡卷之九終

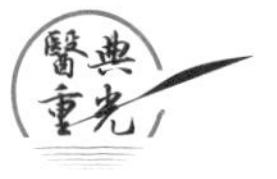

仁壽堂藥鏡卷之十

潛庵居士輯

草部上

人參

本草云人參惡鹵鹹出上黨山谷爲最遼東高麗次之

氣溫　味甘　甘而微苦寒氣味俱輕陽也陽中微陰　無毒

本草云主補五臟安精神定魂魄止驚悸除邪氣

明目開心益智療腸胃中冷心腹鼓痛胸脇逆滿

霍亂吐逆調中止消渴通血脉破堅積令人不忘

成聊攝云脾欲緩急食甘以緩之人參之甘以緩

脾氣

潔古云人參治脾肺陽氣不足及肺氣喘促短氣

少氣補中緩中瀉脾肺胃中火邪善治短氣少氣

非升麻爲引用不能補上升之氣升麻一分人參

三分可爲相得若補下焦元氣瀉腎中火邪茯苓

爲之使甘草稍子生用爲君去莖中痛或加苦楝

酒煮玄胡索爲主尤隹主治秘訣云性温味甘氣味俱薄浮而升陽也其用有三補元氣止渴生津液也肺虚者用之又能補胃治喘嗽則勿用短氣則用之

東垣云人參甘温能補肺中之氣肺氣旺則四藏之氣皆旺肺主諸氣故也仲景以人參爲補血者葢血不自生須得生陽氣之藥乃生陽生則陰長血乃旺矣若陰虚单補血血無繇而生無陽故也

又云補氣須用人參又云安胃和中又云人參補

元氣不足而瀉肺氣甘溫補陽利止血脉不足者是亡血也人參補之益脾氣與乾薑同用補氣裏虛則腹痛此藥補之是補其不足也又云人參補氣之藥如氣短氣不調及喘者加之

海藏云味既甘溫調中益氣即補肺之陽瀉肺之陰也若但言補肺而不論陰陽寒熱何氣不足則誤矣若肺受寒邪宜此補之肺受火邪不宜用也肺爲天之地即手太陰也爲清肅之藏貴凉而不貴熱則其象可知若傷熱則宜沙參沙參味苦微

寒無毒主血積驚氣除寒熱補中益肺氣治胃痹心痛結熱邪氣頭痛皮間邪熱安五藏人參味甘微溫補五藏之陽也沙參味苦微寒補五藏之陰也安得不異易老取沙參以代人參取其苦也苦則補陰甘則補陽本經雖云補五藏亦須各用本藏藥相佐使隨所引而相補一藏豈可不知

丹溪云人參入手太陰經而能補陰火其與其蘆相反若服參一兩於內入蘆一錢則一兩之參徒虛費矣戒之言聞曰王好古言人參補陽泄陰肺

熱傷肺王節齋謂參能助火陰虛血症忌服二説皆偏矣參能補元陽生陰血而瀉陰火東垣之説明矣仲景言亡血血虛並加人參丹溪言虛火可補參耆之屬二家不察而謂助火謬哉汪機曰丹溪謂陰虛潮熱喘嗽吐血四物加人參肺腎受傷欬嗽不愈瓊玉膏主之肺腎虛極獨參膏主之陰虛未甞不用參也節齋私淑丹溪而相反如此自斯言一出後人但遇前症便不敢用病家亦以此説横之胸中甘受苦寒至死不悟古今治勞莫妙

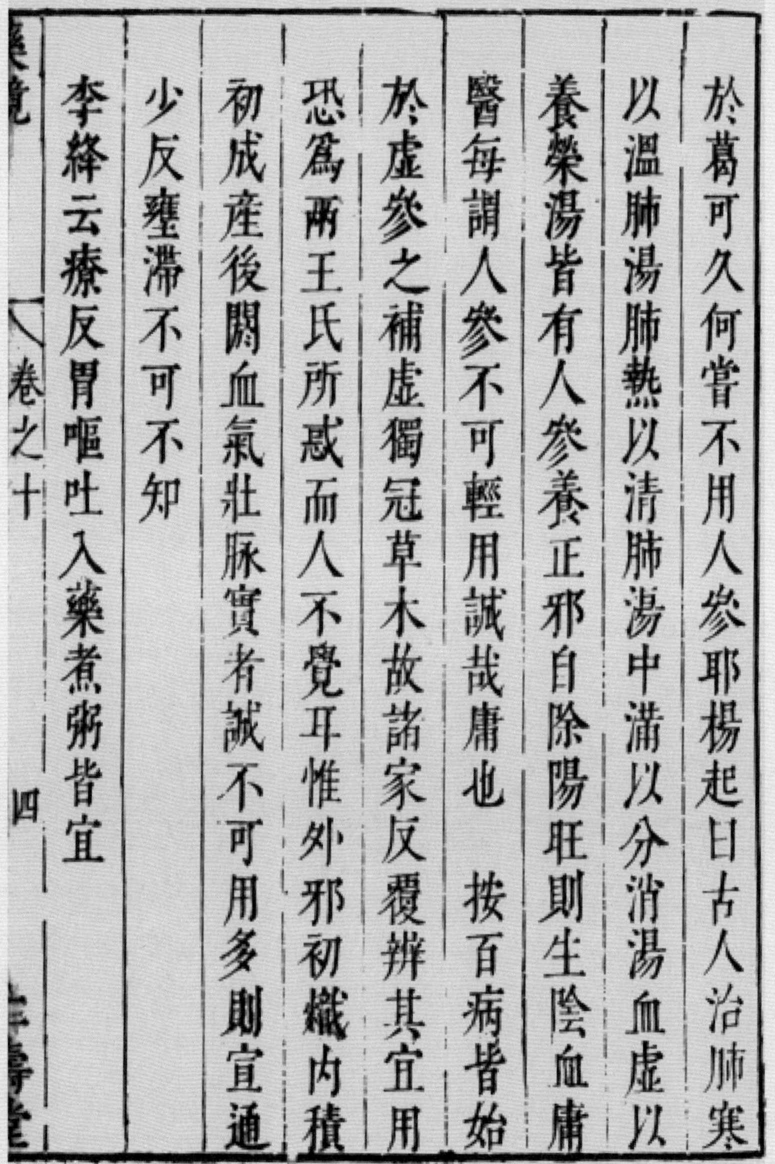

於葛可久何嘗不用人參耶楊起曰古人治肺寒以溫肺湯肺熱以清肺湯中滿以分消湯血虛以養榮湯皆有人參養正邪自除陽旺則生陰血庸醫每謂人參不可輕用誠哉庸也　按百病皆始於虛參之補虛獨冠草木故諸家反覆辨其宜用恐爲兩王氏所惑而人不覺耳惟外邪初織内積初成産後閼血氣壯脉實者誠不可用多則宜通少反壅滞不可不知

李絳云療反胃嘔吐入藥煮粥皆宜

蕭炳云人參和細辛密封經年不壞

肺寒可服肺熱還傷肺不知寒熱之中猶有虛實之別丹溪云虛火可補參术之類也又曰龍火反治夫龍火者乃空中龍雷之火即虛火也每當濃陰驟雨之時火焰愈熾太陽一照火自消彌可見人身虛火無問上中下三焦之殊但症有見于外必非寒涼助火之藥可制務資此甘溫補陽之劑補足元陽則火自退耳補中有瀉瀉中有補正所謂溫能除大熱是也

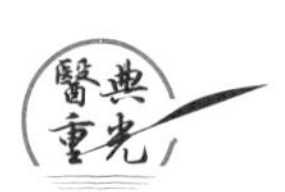

沙參

味甘苦　微寒　無毒

入肺肝二經惡防風反藜蘆產華山白而實者隹

去蘆經曰血結驚氣除寒熱益肺隱居曰療胸痺

心腹痛結熱邪氣安五臟長肌肉甄權曰宣五臟

風氣養肝氣治常欲眠疝氣大明曰惡瘡疥癬排

膿消腫毒好古曰補五臟之陰時珍曰久欬肺痿

按人參補陽而生陰沙參補陰而制陽氣力甚薄

非多用不効南方肆中殊少真者多選大桔梗亂

之又安望其功耶

葛洪云沙參主卒得諸疝小腹及陰中相引痛如絞自汗出欲死細末酒調服方寸匕立差

日華子云補虛止驚益心養肝

黃芪

氣溫　味甘　純陽　甘微溫　性平　無毒

入手少陽經三焦

足太陽經脾

足少陰命門之劑

本草云主癰疽久敗瘡排膿止痛大風癩疾五痔鼠瘻補虛小兒百病婦人子臟風邪氣逐五臟間惡血補丈夫虛損五勞羸瘦腹痛泄痢益氣利陰

氣

潔古云治虛勞自汗補肺氣實皮毛瀉肺中火脉弦自汗善治脾胃虛弱瘡瘍血脉不行内托陰症瘡瘍必用之藥也主治秘訣云性溫味甘氣薄味厚可升可降陰中陽也其用有五補諸虛不足一也益元氣二也去肌熱三也瘡瘍排膿止痛四也

壯脾胃五也去諸經之痛除虛熱止盜汗

東垣云補五臟諸虛不足瀉陰火無汗則發之有汗則止之又云護周身皮毛間腠理虛及活血脉生血乃瘡家聖藥也又能補表之元氣虛弱通和陽氣泄火邪也

海藏云黃芪有白水芪木芪功用皆同惟木芪莖短而理横折之如綿皮黃褐色肉内白色謂之綿黃芪若但堅脆味苦者謂之苜蓿根世人以苜蓿根代之頗能亂真用者宜審其治氣虛盜汗并自

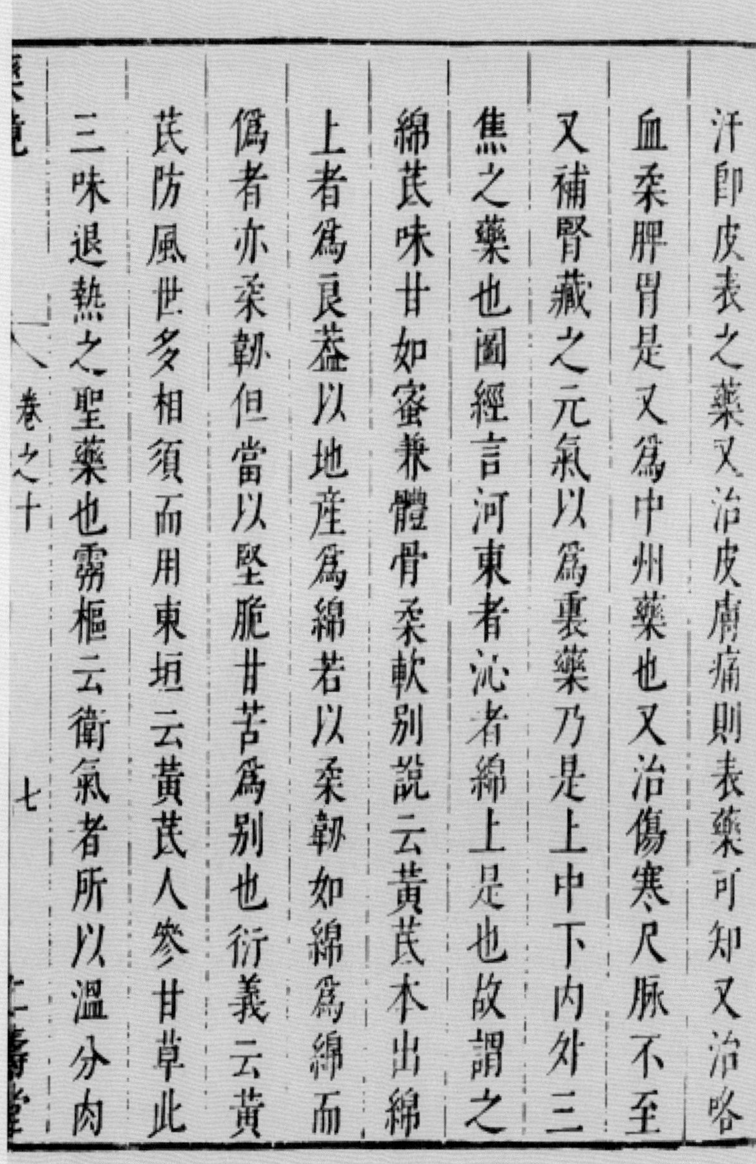
汗卽皮表之藥又治皮膚痛則表藥可知又治咯血柔脾胃是又爲中州藥也又治傷寒尺脈不至又補腎藏之元氣以爲裏藥乃是上中下内外三焦之藥也圖經言河東者沁者綿上是也故謂之綿芪味甘如蜜兼體骨柔軟别説云黄芪本出綿上者爲良葢以地産爲綿若以柔韌如綿爲綿而僞者亦柔韌但當以堅脆甘苦爲别也衍義云黄芪防風世多相須而用東垣云黄芪人參甘草此三味退熱之聖藥也霧樞云衛氣者所以溫分肉

藥鏡　卷之十　七　仁壽堂

而充皮膚肥腠理而司開闔黄芪既補三焦實衛氣與桂同特益氣異爾然亦在乎佐使桂則通血脉亦能破血而實衛氣通内而實外者歟桂以通血言則芪爲實氣也

日華子云黄芪惡龜甲白蘚皮大能補氣呼爲藥中羊肉也

其性畏防風而防風能制黄芪黄芪得防風其功愈大蓋因相畏而實相使也

防風

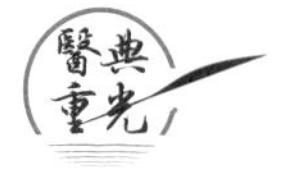

圖經云防風生沙苑今淮浙州郡有之

純陽　性溫　味甘辛　無毒

足陽明胃經

足太陰脾經乃二經之行經藥

太陽經本經藥

本草云主大風頭眩痛惡風風邪目盲無所見風行周身骨節疼痺煩滿脇痛脇風頭面去來四肢攣急字乳金瘡内痓　去蘆并釵股用

潔古云療風通用瀉肺實如神散頭目中滯氣除

上焦風邪又爲去濕藥之使風能勝濕故也誤服

瀉人上焦元氣

東垣云防風辛溫氣味俱薄浮而升陽也凡瘡在

胸膈已上雖無手足太陰症亦當用之爲能散結

去上部風病人身體拘急者風也諸瘡見此症者

亦須用之若脊痛項强不可回顧腰似折項似拔

者乃手足太陽症正當用之又云防風能制黄芪

黄芪得防風其功愈大又云防風盡治一身之痛

乃卒伍卑賤之職聽令而行隨所引而至乃風藥

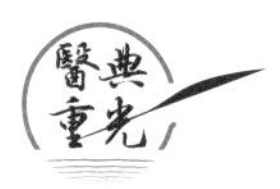

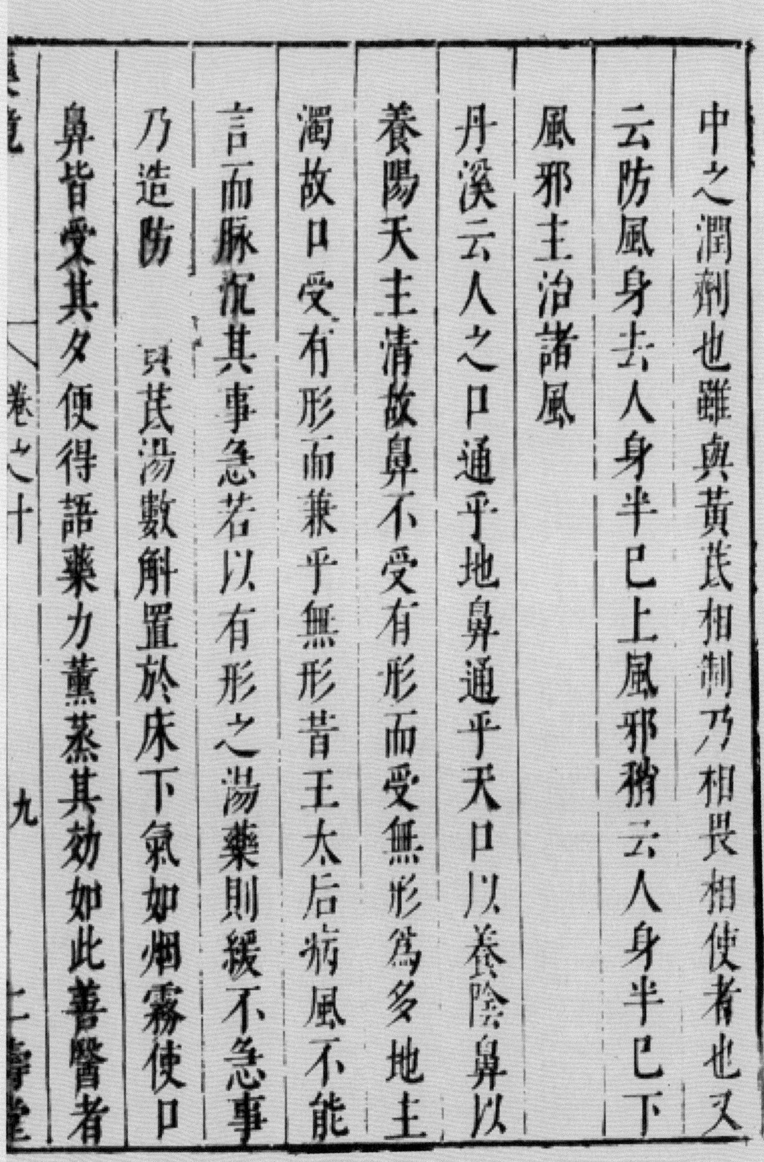

中之潤劑也雖與黄芪相制乃相畏相使者也又云防風身去人身半已上風邪稍云人身半已下風邪主治諸風

丹溪云人之口通乎地鼻通乎天口以養陰鼻以養陽天主清故鼻不受有形而受無形爲多地主濁故口受有形而兼乎無形昔王太后病風不能言而脉沉其事急若以有形之湯藥則緩不急事乃造防 黄芪湯數斛置於床下氣如烟霧使口鼻皆受其氣便得語藥力薰蒸其效如此善醫者

卷之十　九　七十壽堂

宜取法焉

本草又云得澤瀉藁本療風得當歸芍藥陽起乃

禹餘糧療婦人子臟風殺附子毒惡乾薑藜蘆白

歛芫花

日華子云治三十六般風男子一切勞

升麻

陶隱居云升麻舊出寧州極堅實今惟出益州者

好

氣平　味苦甘　微苦微寒味薄氣厚陽中之陰

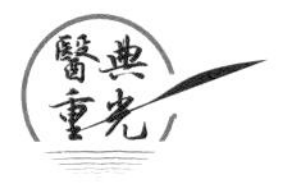

也無毒

陽明經本經藥

亦走手陽明經太陰經

本草云主解百毒殺百精老物殃鬼辟瘟疫瘴氣邪氣蠱毒入口皆吐出中惡腹痛時氣毒癘頭痛寒熱風腫諸毒喉痛口瘡

成聊攝云玉函曰大熱之氣寒以取之甚熱之氣以汗發之麻黃升麻之甘以發浮熱

潔古云升麻乃足陽明胃足太陰脾行經藥也若

補脾胃非此爲引用不能補若得白芷葱白之類亦能走手陽明太陰非此四經不可用也能解肌肉間熱此手足陽明傷風引用之藥也主治秘訣云氣温味辛氣味俱薄浮而升陽也其用有四手足陽明引經一升陽氣於至陰之下二陽明經分頭痛三去風邪在皮膚及至高之上四也治脾痺非升麻稍不能除又緩帶脉之急肾虚陽氣鬱遏者宜之

好古曰牙根浮爛惡臭太陽鼽衄瘡家聖藥

東垣云主發散陽明經風邪元氣不足者用此於陰中以升其陽氣上行也又云引葱白散手陽明之風邪引石膏止足陽明之齒痛

海藏云升麻入足陽明若初病太陽症便服升麻葛根發出陽明經汗或失之過陽明經燥太陽經不可解必傳陽明矣故投湯不當非徒無益而又害之也朱氏云瘀血入裏若衂血吐血者犀角地黄湯乃陽明之聖藥也如無犀角以升麻代之升麻犀角性味相遠不同何以代之葢以升麻止是

引地黄及餘藥同入陽明經耳初病太陽症服升麻可乎仲景云太陽若發汗若下若利小便重亾津液胃中乾燥因而轉屬陽明病其害不可勝言仲景又云太陽兀兀無汗者葛根湯發之若兀兀自汗者表虚也不宜用此朱氏用葛根升麻者以表實無汗也

升麻能令胃氣從右而上遷柴胡能使胃氣從左而上達

按升麻引陽明清氣上行柴胡引厥陰清氣上行

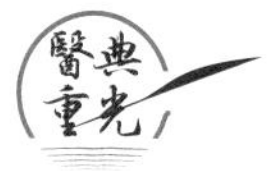

虚弱内傷之要藥也大抵老人之氣降者多升者少秋冬之令多春夏之令少及虚弱之人並宜此藥素問曰陰精所奉其人壽陽精所降其人夭窺其奥者潔古東垣二人而已

葛根

陶隱居云葛根生汶上川谷解巴豆野葛百藥毒

氣平　味甘　無毒

陽明經引經藥

足陽明經行經的藥

本草云主消渴身大熱嘔吐諸痺起陰氣解諸毒療傷寒中風頭痛解肌發表出汗開腠理療金瘡止痛脇風痛花主消酒粉味甘大寒主壓丹石去煩熱利大小便止渴小兒熱痜以葛根浸搗汁飲之良

主治秘訣云性寒味甘氣味俱薄體輕上行浮而微降陽中陰也其用有四止渴一也解酒二也發散表邪三也發散小兒瘡疹難出四也

衍義云治中熱酒渴病多食行小便亦能使人利

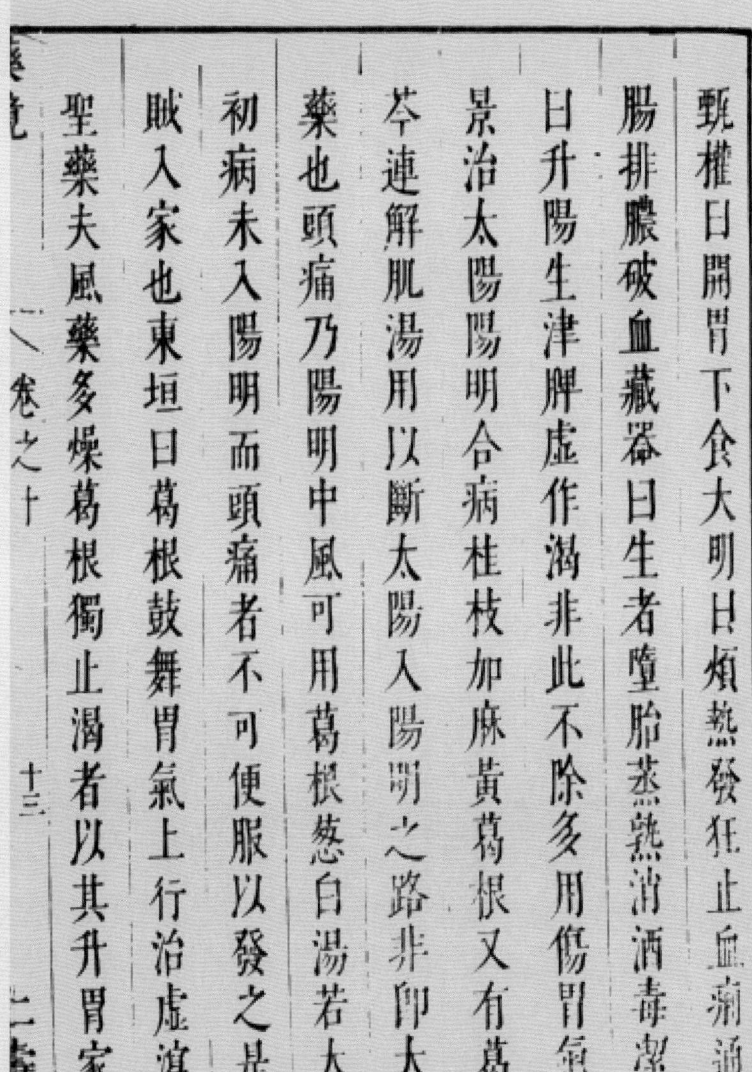

甄權曰開胃下食大明曰煩熱發狂止血痢通小腸排膿破血藏器曰生者墮胎蒸熟消酒毒潔古曰升陽生津脾虛作渴非此不除多用傷胃氣仲景治太陽陽明合病桂枝加麻黄葛根又有葛根芩連解肌湯用以斷太陽入陽明之路非即太陽藥也頭痛乃陽明中風可用葛根葱白湯若太陽初病未入陽明而頭痛者不可便服以發之是引賊入家也東垣曰葛根鼓舞胃氣上行治虛瀉之聖藥夫風藥多燥葛根獨止渴者以其升胃家下

陷上輸肺金以生水耳　按麻黄乃太陽經藥兼入肺經肺主皮毛葛根乃陽明經藥兼入脾經脾主肌肉發散雖同所入迥異也本功外散鬱火生津止渴者能升胃氣除胃熱故也

當歸

本草云當歸生川蜀陝西色白肥大爲上畏菖蒲海藻牡蒙

氣溫　味辛甘而大溫　氣味俱輕陽也甘辛陽中微陰　無毒

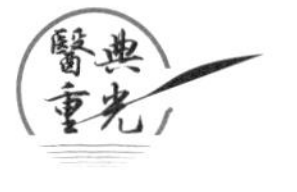

入手少陰經

足太陰經厥陰經

主治秘訣云性溫味辛氣厚味薄可升可降陽中陰也其用有三心經本藥一也和血二也治諸病夜甚三也治上治外須以酒浸可以潰堅凡血受病須用之眼痛不可忍者以黃連當歸根酒浸煎服又云血壅而不流則痛當歸身辛溫以散之使氣血各有所歸

東垣云當歸稍主癥癖破惡血并產後惡血上衝

去諸瘡瘍腫結治金瘡惡血溫中潤燥止痛又云當歸熟地黄牡丹皮此三味於諸經和血生血凉血之藥也又云血刺痛用當歸詳上下用根稍酒洗糖黄色者嚼之大辛可能潰堅治血通用甘以和血辛溫以潤内寒苦以助心散寒

成聊攝云内經曰脉者血之府也諸血皆屬心通脉者必先補心益血苦先入于心當歸之苦以助心血

論云補女子諸不足此言盡當歸之用

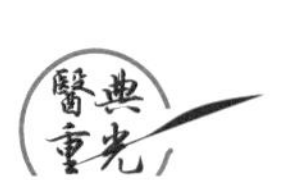

本草云主欬逆上氣瘟瘧寒熱洗在皮膚中婦人漏下絕子諸惡瘡瘍金瘡煮汁飲之溫中止痛及腰痛止客血內寒中風痓汗不出濕痹中風客氣虛冷補五臟生肌肉氣血昏亂服之即定有各歸氣血之功故名當歸

雷公曰得酒浸過良若要破血即使頭節硬實處若要止痛止血即用尾若一時用不如不使

易老云用頭則破血用尾則止血若全用則一破一止則和血也入手少陰以其心主血也入足太

陰以其皮裹血也入足厥陰以其肝藏血也頭能破血身能養血尾能行血用者不分不如不使若全用在參芪皆能補血在牽牛大黄皆能破血佐使定分用者當知從桂附茱萸則熱從太黄芒硝則寒諸經頭痛俱在細辛條下惟酒蒸當歸又治頭痛以其諸頭痛皆屬木故以血藥主之

藥性論云臣畏生薑惡濕麪

經云當歸主欬逆上氣　按當歸爲血分要藥經何獨言治欬逆上氣耶辛溫而散乃血中氣藥也

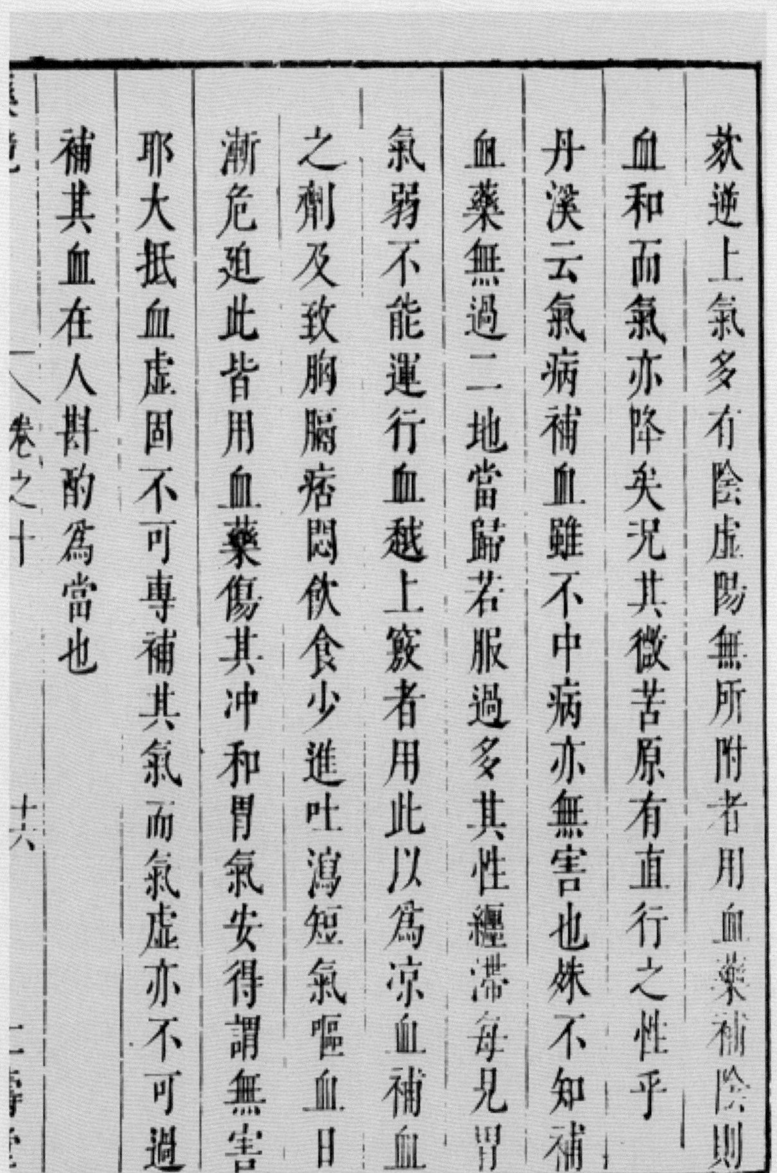

欬逆上氣多有陰虛陽無所附者用血藥補陰則血和而氣亦降矣况其微苦原有直行之性乎丹溪云氣病補血雖不中病亦無害也殊不知補血藥無過二地當歸若服過多其性纏滞每見胃氣弱不能運行血越上竅者用此以爲凉血補血之劑及致胸膈痞悶飲食少進吐瀉短氣嘔血日漸危廹此皆用血藥傷其冲和胃氣安得謂無害耶大抵血虛固不可專補其氣而氣虛亦不可過補其血在人斟酌爲當也

川芎

本草云川芎生武功川谷得細辛療金瘡止痛得

牡蠣療頭風吐逆

氣溫　味辛　純陽　無毒

入手足厥陰經

少陽經本經藥

本草云主中風入腦頭痛寒痺筋攣緩急金瘡婦

人血閉無子除腦中冷動面上遊風去來目淚出

多涕唾忽忽如醉諸寒冷氣心腹堅痛中惡卒急

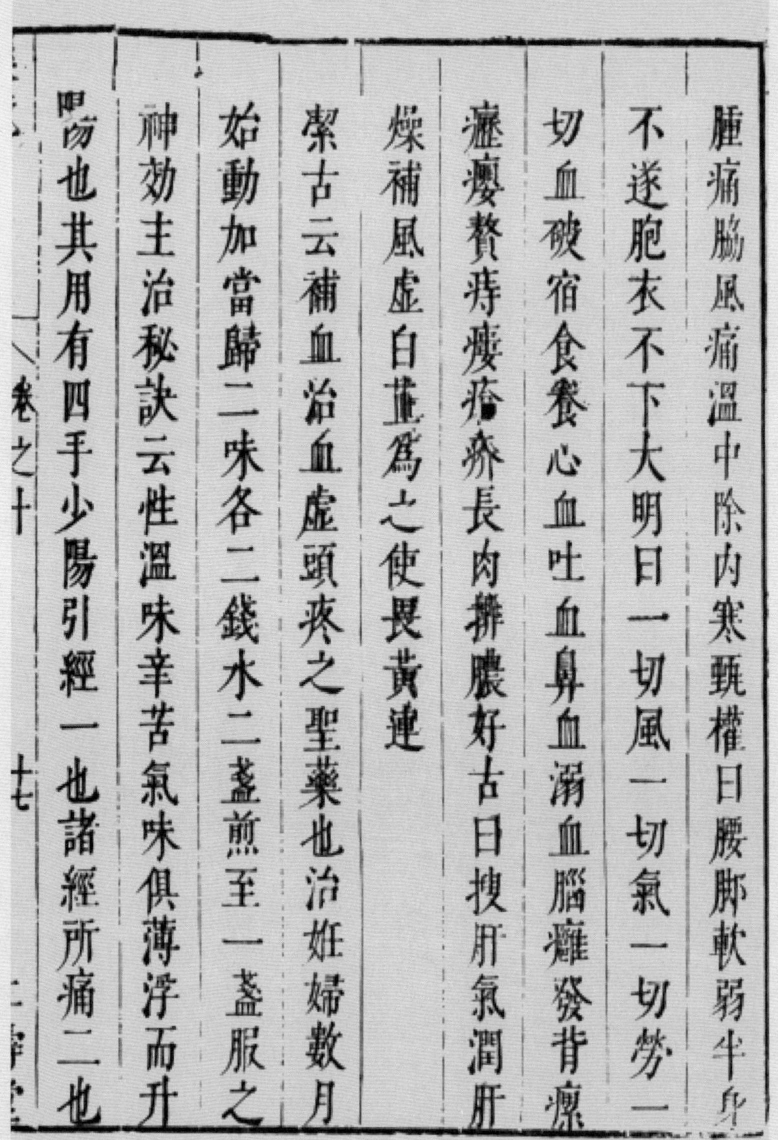

腫痛腸風痛溫中除内寒甄權曰腰脚軟弱半身不遂胞衣不下大明曰一切風一切氣一切勞一切血破宿食養心血吐血鼻血溺血腦癰發背瘰癧癭贅痔瘻瘡疥長肉排膿好古曰搜肝氣潤肝燥補風虚白薑爲之使畏黄連

潔古云補血治血虚頭疼之聖藥也治妊婦數月始動加當歸二味各二錢水二盞煎至一盞服之

神効主治秘訣云性溫味辛苦氣味俱薄浮而升陽也其用有四手少陽引經一也諸經所痛二也

助清陽之氣三也去濕氣在頭四也
東垣云頭痛須用川芎如不愈加各引經藥太陽羌活陽明白芷少陽柴胡太陰蒼术厥陰吳茱萸少陰細辛如頂巔痛去川芎加藁本又曰芎藭味辛溫純陽主中風入腦頭面風
海藏云易老言川芎上行頭角下行血海故清神四物皆所用也入手足厥陰衍義云頭面風不可缺也然須以他藥佐之若单服既久則走散真氣
按衍義謂久服川芎令人暴亡夫川芎肝家藥也

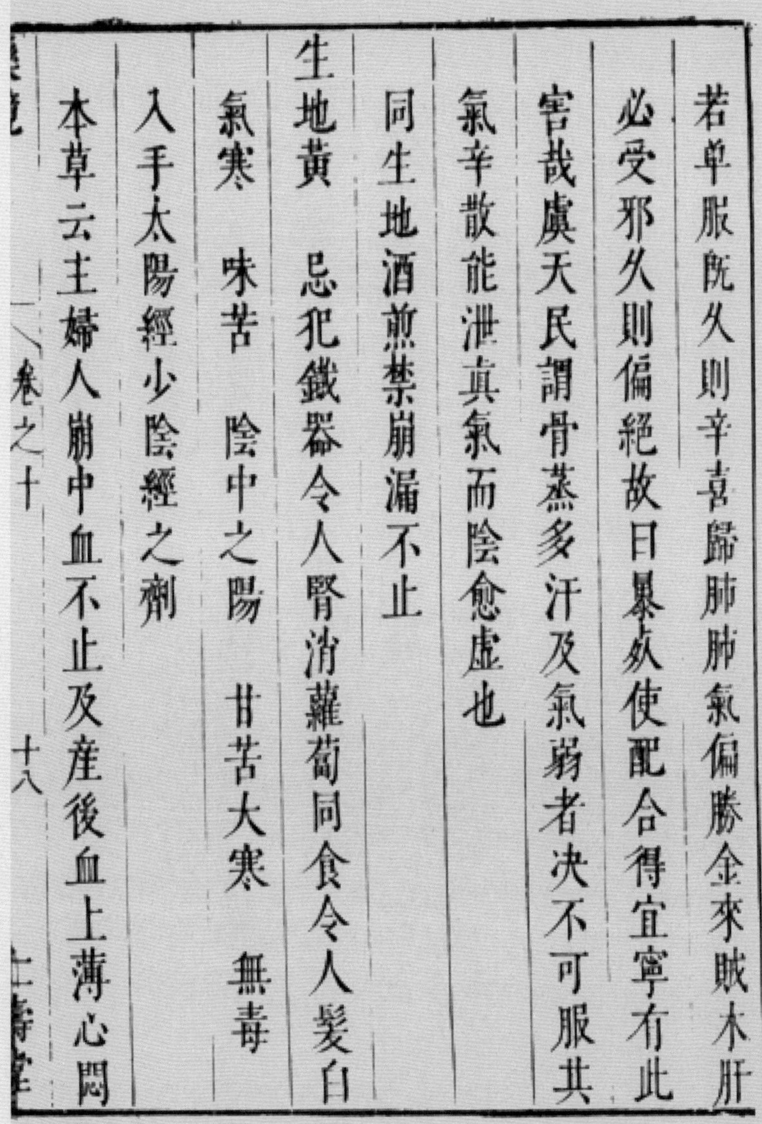

若单服既久則辛喜歸肺肺氣偏勝金來賊木肝
必受邪久則偏絶故曰暴夭使配合得宜寧有此
害哉虞天民謂骨蒸多汗及氣弱者决不可服共
氣辛散能泄真氣而陰愈虚也
同生地酒煎禁崩漏不止
生地黄　忌犯鐵器令人腎消蘿蔔同食令人髮白
氣寒　味苦　陰中之陽　甘苦大寒　無毒
入手太陽經少陰經之劑
本草云主婦人崩中血不止及産後血上薄心悶

絕傷身胎動下血胎不落墮墜腕折瘀血留血衄
鼻吐血皆擣飲之
潔古云生地黄性寒味苦凉血補血補腎水真陰
不足治少陰心熱在内此藥太寒宜斟酌用之恐
損胃氣主治秘訣云性寒味苦氣薄味厚沉而降
陰也其用有三凉血一也除皮膚燥二也去諸濕
澁三也又云陰中微陽酒浸上行
海藏云手少陰手太陽之藥故錢氏瀉内與木通
同用以導赤也諸經之血熱與他藥相隨亦能治

之溺血便血亦治之

崔元亮云治一切心痛用生地黄冷淘食之隨食多少擣絞取汁搜麪作餅亦可

圖經云欲辨精粗初採得以水浸有浮者名天黄不堪用半沉者名人黄爲次其沉者名地黄最佳也

熟乾地黄

得麥門冬引入所補之鄉花名地髓服可延年

味甘苦　日乾者平　火乾者溫　無毒

味厚　味厚氣薄　陰中陰也

入手足少陰經厥陰經

本草云主折跌絶筋傷中逐血痹塡骨髓長肌肉作湯除寒熱積聚除痹主男子五勞七傷女子傷中胞漏下血破惡血溺血利大小腸去胃中宿食飽力斷絶補五臟内傷不足通血脉益氣力利耳目生者尤良得清酒麥門冬尤良畏貝母畏蕪荑潔古云熟地黄酒洗九蒸假酒力則微溫補血虛不足虛損血衰之人須用善黑鬚髮忌萊菔主治

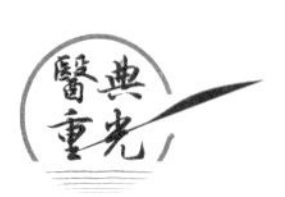

祕訣云性温味苦甘氣薄味厚沉而降陰也其用有五益腎水真陰一也和產後血氣二也去腹臍急痛三也養陰退陽四也壯水之源五也治外治上以酒浸之

東垣云地黄生則性大寒而凉血熟則性微温而補腎又云熟地黄當歸身牡丹皮此三味諸經中和血生血凉血

海藏云生地黄治手足心熱及骨蒸熱入手足少陰手足厥陰能益腎水而凉血其脉洪實者宜用

生地黄若脉虚者則宜熟地黄假火力蒸九次故能補腎中元氣仲景治八味丸以熟地黄爲諸藥之首者天一所生之源也湯液四物湯以治藏血之臟亦以熟地黄爲君者癸乙同歸一治也蒸擣不可犯鐵器陳藏器云蒸乾則溫補生乾則平宣機要云臍下發熱者腎經病也非地黄不能除補腎益陰之劑二宜丸加當歸爲補髓煎補腎滋陰之劑更無先於此然生地黄生血胃氣寒者服恐防食宜酒炒用熟地黄補益痰飲多者服恐泥

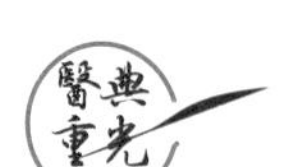

腷宜薑汁炒用

蕭炳云熟生二地皆黑鬚髮聖藥

同天門冬引入所補之地

柴胡

雷公云柴胡莖長軟皮赤黃出銀州銀縣西畔生處多有白鶴綠雀於此翔處是柴胡香氣直上雲間若有過往聞者皆氣爽銀刀削皮切用勿令犯火

氣平　味微苦　微寒氣味俱輕陽也升也純陽

無毒

本草云主心腹去腸胃中結氣飲食積聚寒熱邪氣推陳致新除傷寒心下煩熱諸痰熱結實胸中邪逆五臟間遊氣大腸停積水脹及濕痹拘攣亦可作浴湯久服輕身明目益精半夏爲之使惡皂莢成無己云柴胡之苦以發表熱又云柴胡黄芩之苦入心而折熱

潔古云柴胡除虛勞煩熱解散解熱去早晨潮熱此手足少陽厥陰四經行經藥也善除本經頭痛

非他藥所能止治心下痞胸膈中痛能引胃氣上升以發散表熱去寒熱往來胆痺非柴胡稍不能除之又云脇下痛往來寒熱及日晡發熱用柴胡主治秘訣云柴胡味微苦性平微寒氣味俱輕陽也升也少陽經分藥偏頭痛乃少陽也非柴胡不能除

東垣云柴胡瀉肝火須用黄連佐之欲上升則用根酒浸欲中及下降則生用稍又治瘡瘍癖積之在左又曰十二經瘡藥中須用以散諸經血結氣

聚功用與連翹同

海藏云人足少陽主東方分之氣也在經主氣在藏主血證前行則惡熱却退則惡寒雖氣微寒味之薄者故能有經是主氣也若佐以三稜廣茂巴豆之類故能消堅積是主血也婦人經水適大適斷傷寒雜病絜古須用小柴胡主之加以四物之類并秦艽牡丹皮輩同爲調經之劑衍義云柴胡本經并無一字治勞今人治勞方中鮮有不用者嗚呼凡此誤世多矣嘗原病勞有一種真藏虚損

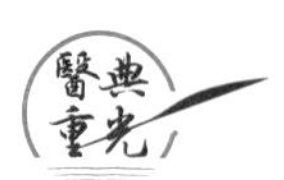

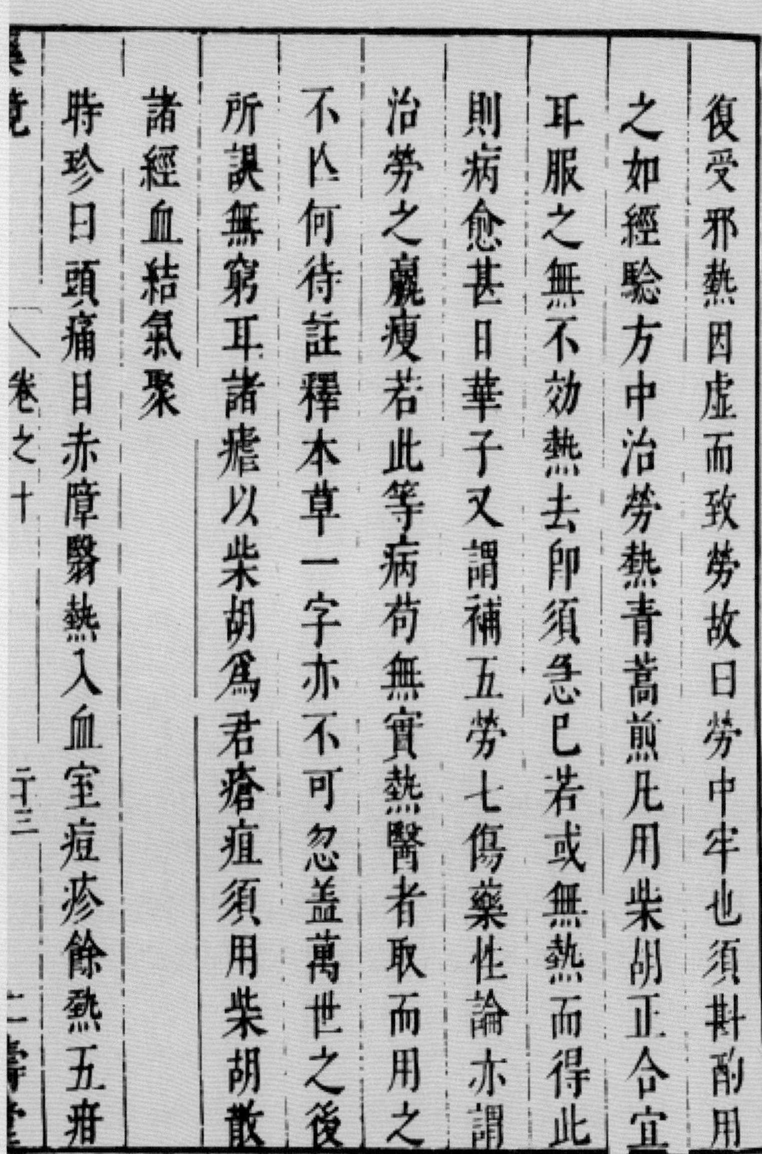

復受邪熱因虛而致勞故曰勞中牢也須斟酌用之如經驗方中治勞熱青蒿煎凡用柴胡正合宜耳服之無不效熱去即須急已若或無熱而得此則病愈甚日華子又謂補五勞七傷藥性論亦謂治勞之羸瘦若此等病苟無實熱醫者取而用之不亾何待詮釋本草一字亦不可忽蓋萬世之後所誤無窮耳諸瘧以柴胡爲君瘡疽須用柴胡散

諸經血結氣聚

時珍曰頭痛目赤障翳熱入血室疽疹餘熱五疳

羸熱勞在肝胆心有熱者必用柴胡勞在脾胃有熱或陽氣下陷亦必用之勞在肺腎者不可用耳然據東垣之言無不可用者但要精思病源加減佐使寇氏不分經絡有熱無熱乃謂柴胡槩不治勞殊非通論　按柴胡乃疏肝要劑孫琳謂皮膚臟腑骨髓皆熱非銀柴胡莫可治者後世讀衍義數言遂輕廢置母乃侏儒觀場隨衆喧喝乎

衍義云張仲景治寒熱往來似瘧必用柴胡主之有大小柴胡二湯爲最要之藥

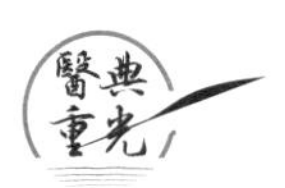

細辛

陶隱居云今用東陽臨海者形段乃好而辛烈不及華陰高麗者用則去其頭節人患口臭者含之多効最能除痰明目忌狸肉

氣温　味大辛　純陽　性温氣厚於味陽也

無毒

少陰經藥

手少陰經之藥

本草云主欬逆頭痛腦動百節拘攣風濕痺痛死

肌溫中下氣破痰利水道開胸中除喉痹齆鼻風癇癲疾下乳結汗不出血不行安五臟益肝胆通精氣久服明目利九竅治惡風頭風止眼風淚下除齒痛治頭面痛不可缺者也

成聊齋云細辛附子之辛以溫少陰之經

潔古云治少陰經頭痛如神當少用之獨活爲之使主治秘訣云性溫味辛氣厚於味輕清上浮而升陽中陰也止諸陽頭痛諸風通用辛熱溫少陰之經散水寒治内寒

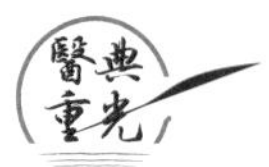

東垣云細辛味大辛純陽主手少陰經頭痛又云去風頭痛及皮膚風熱

海藏云東垣言細辛治邪在裏之表故仲景少陰症用麻黄附子細辛湯也易老云治少陰苦頭痛太陽則羌活少陰則細辛陽明則白芷太陰則蒼术厥陰則川芎吳茱萸少陽則柴胡用者隨經不可差也細辛香味俱細而緩故治少陰與獨活頗相類

本草又云曾青棗根爲之使得當歸芍藥白芷川

芎牡丹藁本甘草共療婦人得決明鯉魚胆汁青
羊肝共療目痛惡狼毒山茱萸黄芪畏硝石滑石
反藜蘆
療婦人血閉神方得決明魚胆羊肝止風淚目疼
切劑

羌活

陶隱居云羌活多節軟潤氣息極猛烈出益州北
部
氣微溫　味苦　甘平　苦辛氣味俱輕陽也

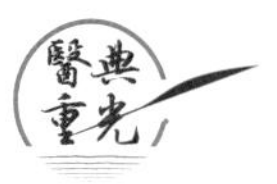

無毒

足太陽經厥陰經藥

太陽經本經藥也

味辛苦無毒治賊風多痒血癩手足不遂口面喎

斜遍身痛痺治一切風赤目疼痛

潔古云羌活治肢節疼痛手足太陽本經風藥也

加川芎治足太陽少陰頭痛透關利節又治風濕

主治秘訣云性溫味辛氣味俱薄浮而升陽也其

用有五手足太陽引經一風濕相兼二去肢節痛

三除癰疽敗血四治風濕頭痛五也

東垣云羌活獨活防風此三味治手足太陽症脊痛項強不可回顧腰似折項似拔者

海藏云羌活君藥也非無爲之主乃撥亂反正之生也故大無不通小無不入關節痛非此不治太陽經頭痛肢節痛一身盡痛非羌活不能除足太陽足厥陰足少陰藥也與獨活不分二種後人用羌活多用鞭節者用獨活多用鬼眼者羌活則氣雄獨活則香細故氣雄者入太陽香細者入少陰

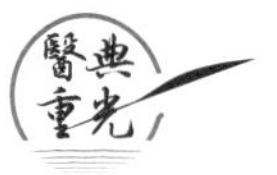

也錢氏瀉青丸用此者壬乙同歸一治也或問治頭痛者何荅曰巨陽從頭走足惟厥陰與督脉會于巔逆而上行諸陽不得下故令頭痛也足太陽厥陰之藥也

獨活

氣味與羌活同無毒　氣厚味薄升也苦辛

足少陰腎經行經之藥

本草云上風寒所擊金瘡止痛賁豚癎痓女子疝瘕療諸賊風百節痛風無久新者

液云獨活細而低治足少陰伏風而不治太陽故兩足寒濕痹不能動止非此不能除

象云若與細辛同用治少陰經頭痛一名獨揺草得風不揺無風自揺去皮净用祕訣云性溫味苦氣厚味薄沉而升陰中陽也治風須用及能燥濕經云風能勝濕頭暈目眩非此不能除時珍曰獨活羗活乃一類二種中國者爲獨活西羗者爲羗活以爲二物非矣但羗活紫色氣雄可理遊風獨活黄色氣細可理伏風

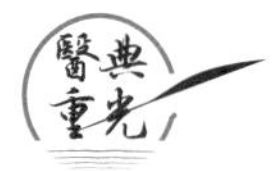

唐本注云療風用獨活兼水用羌活

白术

陶隱居云今白术生杭越宣州者佳

氣溫　味甘　苦而甘溫　味厚氣薄陰中陽也

無毒

入手太陽少陰經

足陽明太陰少陰厥陰四經

丹溪云白术有汗則止無汗則發與黄芪同功味

亦有辛大能消虚痰也

成聊攝云脾惡濕甘先入脾茯苓白术之甘以益

脾逐水

潔古云白术除濕益燥和中益氣利腰臍間血除胃中熱主治秘訣云氣温味甘微苦氣味俱薄浮而升陽也其用有九温中一去脾胃濕二除脾胃熱三强脾胃進飲食四和脾胃以生津液五主肌熱六治四肢困倦目不欲開怠惰嗜卧不思飲食七止渴八安胎九也又云脾胃受熱濕沉困無力怠惰嗜卧并去痰須用白术飲水多因致傷脾須

用白术茯苓猪苓水瀉須用白术茯苓芍藥又云非白术不能去濕

東垣云白术味苦而甘性温味厚氣薄陽中陰也去諸經中濕而理脾胃潔古云温中去濕除熱強胃蒼术亦同但味頗厚耳下行則用之甘温補陽益脾逐水寒淫所勝甘以緩脾生津去濕渴者用之又云白术佐黄芩以安胎君枳實以消痞

海藏云本草本條下無蒼與白之名近代多用白术治脾間風止汗消痞補胃補中利腰臍間血利

水道上而皮毛中而心胸下而腰臍之間在氣主氣在血主血入手太陽足陽明手少陰足太陰足厥陰絜古云非白术不能去濕非枳實不能消痞除濕利水如何是益津液汪機曰脾惡濕濕勝則氣不得施化津何緜生故曰膀胱者州都之官津液藏焉氣化則能出焉用白术以除濕則氣得周流而津生矣

藥性論云白术忌桃李雀肉菘菜青魚

日華子云止反胃嘔逆痃癖氣塊山嵐瘴氣

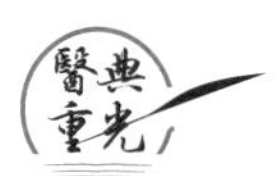

用東壁陳土炒者竊東方生氣以補脾

奔豚恐其閉氣癰疽惡其生膿哮喘誤服壅窒不

已

蒼术

圖經云蒼术出漢中南鄭今茅山者爲佳

氣温　味甘

入足陽明太陰經

象云主治同白术若除上濕發汗功最大若補中

焦除濕力小於白术也

衍義云其長如大拇指肥實皮色褐氣味辛烈須

米泔浸洗再換泔浸二日去上粗皮

東垣云入足陽明太陰能建胃安脾

本草不言蒼白其蒼术别有雄壯上行之氣能除

濕下安太陰使邪氣不内傳於太陰也以其經泔

浸火炒故能發汗與白术止汗特異用者不可以

此代彼盖蒼白有止發之異也

丹溪云蒼术治上中下濕痰俱可用之

抱朴子内篇曰南陽文氏值亂逃壺山中饑困欲

飡有一人教之食术遂不饑數十年乃還鄉里顏
色更少氣力轉勝故术亦名山精神農藥經云必
欲長生常服山精正术之謂歟
聖惠方治雀目不計時月用蒼术二兩爲末每用
一錢以青羊肝一個用竹刀挑破擦藥在内麻繩
纏定以粟米泔水一大碗煮熟先燻眼熱氣盡卽
喫之妙

甘草

陶隱居云河西上郡不復通市今出蜀漢中悉從

汶上諸夷中來堅實紫黄色者是抱罕地者最佳

氣平　味甘　陽也　無毒

入足厥陰經太陰經少陰經

象云生用大瀉熱火炙之則溫能補上焦中焦下焦元氣和諸藥相協而不争性緩善解諸急故名國老去皮用甘草稍子生用爲君〆莖中痛或加苦楝酒煮玄胡索爲主尤妙

心云熱藥用之緩其熱寒藥用之緩其寒經曰甘以緩之陽不足補之以甘中滿禁用寒熱皆用調

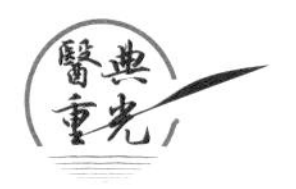

和藥性使不相悖炙之散表寒除邪熱去咽痛除熱緩正氣緩陰血潤肺

珍云養血補胃梢子去腎中之痛胸中積熱非梢子不能除　節消腫導毒

本草云主五臟六腑寒熱邪氣堅肌骨長肌肉倍刀金瘡尩解毒温中下氣煩滿短氣傷臟欬嗽止渴通經脉利血氣解百藥毒爲九土之精

藥性論云君忌猪肉

内經曰脾欲緩急食甘以緩之甘以補脾能緩之

也故湯液用此以建中又曰甘者令人中滿又曰中滿者勿食甘則知非中滿之藥也甘入脾歸其所喜故也或問附子理中湯調胃承氣湯皆用甘草者如何是調和之意曰附子理中用甘草者恐其大僭也調胃承氣用甘草者恐其速下也二藥用之非調和也皆緩之也小柴胡湯用柴胡黃芩之寒入參半夏之温其中用甘草者卽有調和之意鳳髓丹用甘草者緩腎濕而生元氣亦甘補之意也經曰以甘補之以甘緩之以甘瀉之

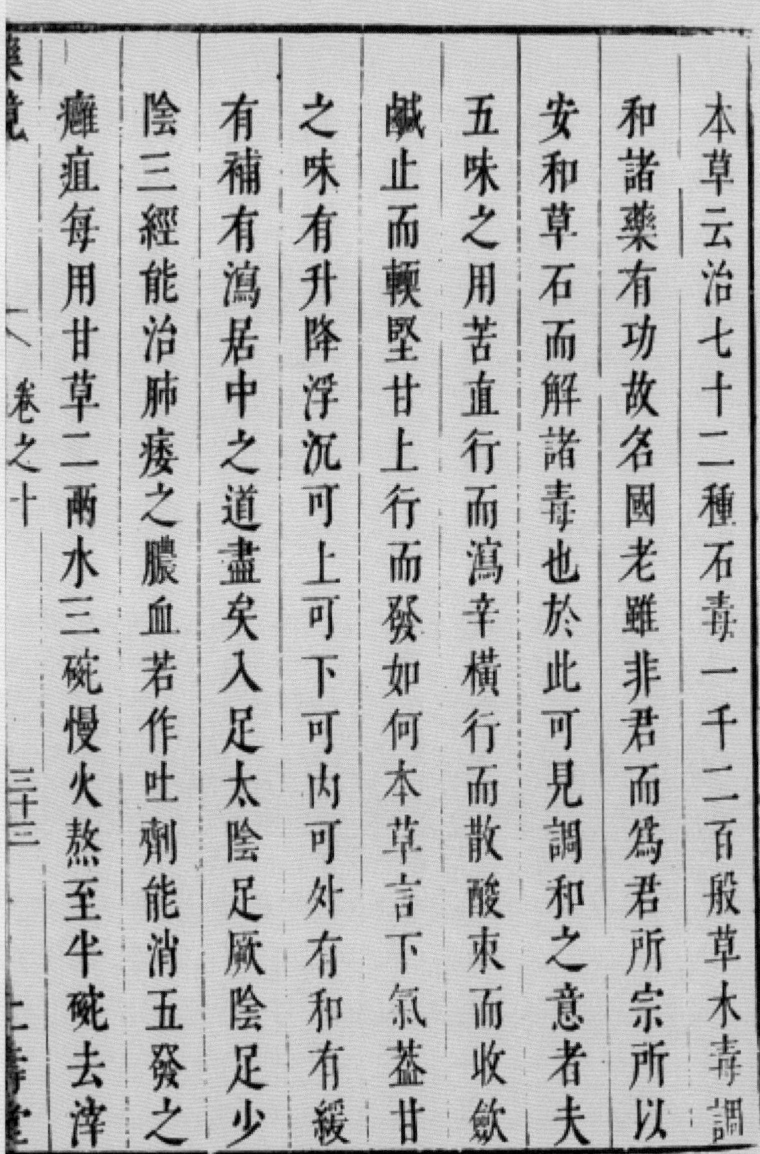

本草云治七十二種石毒一千二百般草木毒調和諸藥有功故名國老雖非君而爲君所宗所以安和草石而解諸毒也於此可見調和之意者夫五味之用苦直行而瀉辛橫行而散酸束而收斂鹹止而輭堅甘上行而發如何本草言下氣蓋甘之味有升降浮沉可上可下可内可外有和有緩有補有瀉居中之道盡矣入足太陰足厥陰足少陰三經能治肺痿之膿血若作吐劑能消五發之癰疽每用甘草二兩水三碗慢火熬至半碗去滓

服之消瘡腫與黄芪同功黄芪亦能消諸腫癰疽

脩治之法與甘草同

丹溪云生甘草大緩諸火邪下焦藥宜少用恐太

緩不能自達

本草又云朮乾漆苦參爲之使惡遠志反大戟芫

花甘遂海藻四物夫甘草與大戟芫花甘遂海藻

相反而仲景十棗湯治水腫痰癖東垣潰堅湯治

項下結核丹溪蓮心散治癆瘵並皆有犯乃不爲

害何也因病勢已拙非翻江倒海之藥不能撥亂

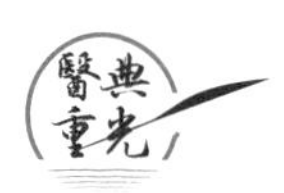

反正猶人參與藜蘆相反古方用以吐頑痰同義

此相反之中自有相成之妙必深於醫者始足以語此

好古云調不滿而用炙草爲之補滿而用生草爲之瀉能引諸藥直至滿所經曰以甘瀉之是也人所不知頭入吐藥有功猶達腎清相火趙戬峯用以代黄栢知母甚妙

雷公云凡使去頭尾三寸許酒浸炙去皮

外臺秘要云救急消瘦甘草三兩炙每日以小便

煮三四沸項服之良

麻黄

圖經云麻黄生晉地及河東以滎陽中牟者爲佳

氣温　味苦甘而苦　氣味俱薄陽也升也甘熱

純陽無毒

手太陰之劑

入足太陽經

走手少陰經陽明經藥

本草云主中風傷寒頭痛温瘧發表出汗去邪熱

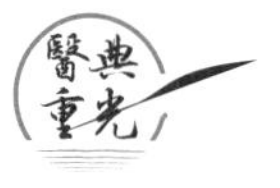

氣止厥逆上氣除寒熱破癥堅積聚

本草又云厚朴爲之使惡辛荑石韋　去節煮三

二沸去上沫否則令人心煩悶

潔古云麻黄發太陽少陰經汗入手太陰主治秘

訣云性温味甘辛氣味俱薄輕清而浮升陽也其

用有四去寒邪一也肺經本藥二也發散風寒三

也去皮膚寒濕及風四也泄衛中實去榮中寒又

云麻黄苦爲在地之陰陰當下血何謂發汗而升

上經云味之薄者乃陰中之陽所以麻黄發汗而

升上亦不離乎陰之體故入手太陰也

東垣云去表上之寒邪甘緩熱去節用以解少陰經之寒散表寒散煩熱又云麻黃主中風傷寒頭痛發表出汗通九竅開毛孔治欬逆上氣

海藏云麻黃入足太陽手太陰能泄衛實而發汗及傷寒無汗咳嗽夫麻黃治衛實之藥桂枝治衛虛之藥桂枝麻黃雖爲太陰經藥其實榮衛藥也以其在太陽地分故曰太陽也太病者卽榮衛肺主衛心主榮衛爲氣榮爲血乃肺心所主故麻黃

爲手太陰之劑桂枝爲手少陰之劑故傷寒傷風而咳者用麻黄桂枝即湯液之源也　按麻黄輕可去實爲發散第一藥惟在表真有寒邪者宜之或無寒邪或寒邪在裏或飲食勞倦或陰虚困憊或傷風有汗等症雖發熱惡寒其不頭疼身疼而拘急六脉不浮緊者皆不可用雖可汗之症亦不宜多服汗乃心之液若不可汗而汗與可汗而過汗則心血爲之動矣或亾陽或血溢而成大患可不畏哉丹溪以麻黄人參同用良有深心

禹錫云麻黄散遍身毒風皮肉不仁温瘧𤺋疫根節能止汗

白芷

本草云白芷生河東川谷

氣温　味大辛　純陽　無毒　氣味俱輕陽也

陽明經引經藥

手陽明經本經藥行足陽明經於升麻湯四味内加之

本草云主女子漏下赤白血閉陰腫寒熱風頭風

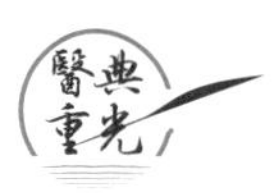

侵目淚出長肌膚潤澤可作面脂療風邪久渴吐
嘔兩脇滿風痛頭眩目痒
日華子云補胎漏滑落破宿血補新血乳癰發背
一切瘡疥排膿止血生肌去面皯疵瘢明目其氣
芳香治正陽陽明頭痛與辛荑細辛同用治鼻病
内托用此長肌肉則陽明可知矣又云當歸爲之
使惡旋覆花
東垣云白芷味辛純陽治風邪止渴嘔吐頭風侵
目淚出頭眩目痒治目赤努肉排膿治瘡痍疥癬

長肌肉散陽明經之風又云通行手足陽明經又爲手太陰之引經

主治秘訣云性温味辛氣味俱輕陽也陽明行經之藥治陽明經頭痛在額及治風通用去肺經風熱頭面皮膚燥痒其色白味辛行手陽明庚金性温氣厚行足陽明戊土芳香上達入手太陰辛金肺者庚之弟戊之子也故所主之病不離三經

按白芷燥能耗血散能損氣中病即止不宜久用

芎藭

氣微寒　味酸而苦　氣薄味厚陰也降也

陰中之陽有小毒

入手足太陰經

本草云主邪氣腹痛除血痹破堅積寒熱疝瘕止痛利小便益氣通順血脉緩中散惡血逐賊血去水氣利膀胱沒藥烏藥雷丸爲之使

本草又云惡石斛芒硝畏硝石鱉甲小薊反藜蘆

成聊攝云芍藥白補而赤瀉白補而赤散也又云芍藥之酸收斂津液而益榮又云正氣虛弱收而

行之芍藥之酸以收正氣又云酸收也泄也芍藥之酸收陰氣而泄邪氣又云肺燥氣熱以酸收之以甘緩之芍藥之酸以收逆氣

潔古云白芍藥補中焦之藥炙甘草爲輔治腹中痛如夏月腹痛少加黄芩惡熱而痛加黄蘗若惡寒腹痛加肉桂一分白芍藥二分炙甘草一分半此仲景神品藥也如寒月大寒腹痛加桂一錢半水二盞煎一盞服主治秘訣云性寒味酸氣厚味薄升而微降陽中陰也其用有六安脾經一也治

腹痛二也收胃氣三也止瀉痢四也和血脉五也
固腠理六也白補赤散瀉肝補脾酒浸引經止中
部腹痛去皮用

東垣云芍藥味酸而苦微寒氣薄味厚陰也降也
收脾經之陰氣能除腹痛酸以收之扶陽而收陰
氣泄邪氣扶陰與棗生薑同用以温經散濕通塞
利腹中痛謂氣不通肺燥氣熱酸收甘緩下利必
用之藥也經云肺欲收以白芍藥之酸收之
海藏云衍義言芍藥全用根其品亦多須用花紅

而單葉山中者爲佳花葉多則根虛然其根亦多赤色其味澁若有色白粗肥者益好餘如經然血虛寒人禁此一物古人有言減芍藥以避中寒誠不可忽今見花赤者爲赤芍藥花白者爲白芍藥俗云白補而赤瀉東垣云但澁者爲上或門古今方論以澁爲收今本經言利小便何謂也東垣曰芍藥能停諸濕而益津液使小便自行非通利之也又腎主大小二便以此益陰滋濕故小便通也又問緩中何謂曰損其肝者緩其中卽調血也又

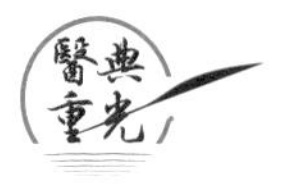

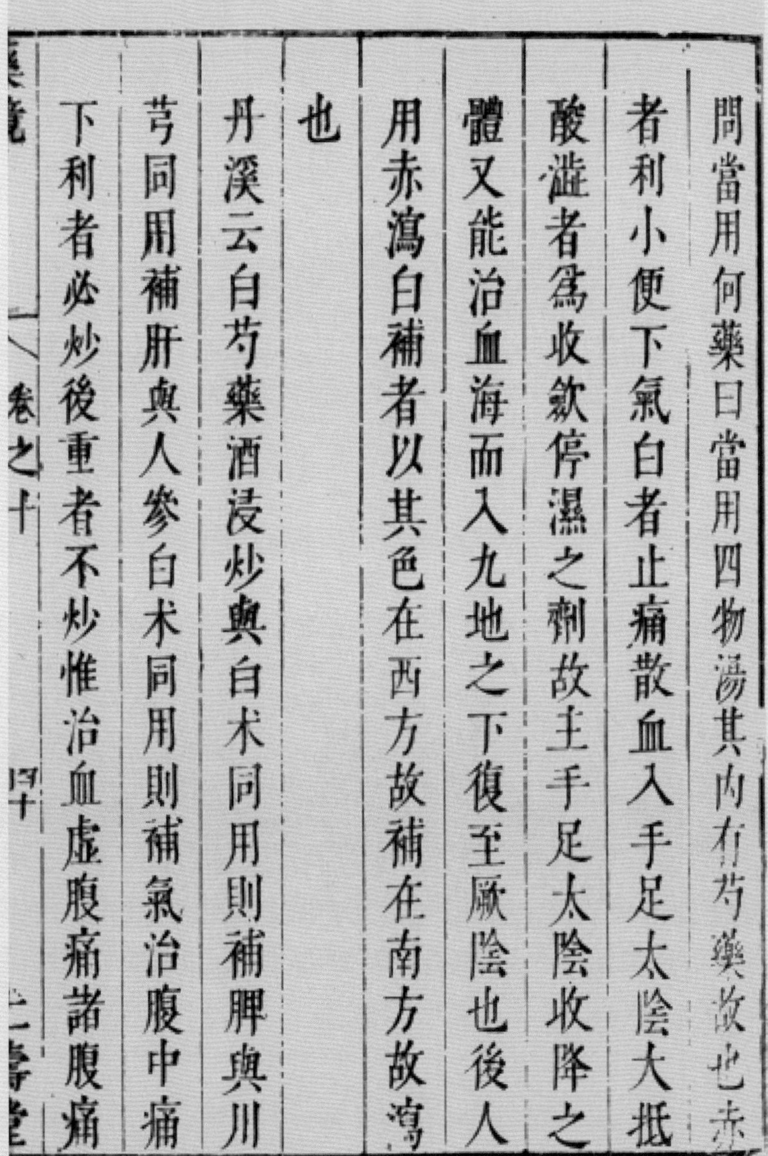

問當用何藥曰當用四物湯其内有芍藥故也赤者利小便下氣白者止痛散血入手足太陰大抵酸澁者爲收歛停濕之劑故主手足太陰收降之體又能治血海而入九地之下復至厥陰也後人用赤瀉白補者以其色在西方故補在南方故瀉也

丹溪云白芍藥酒浸炒與白术同用則補脾與川芎同用補肝與人參白术同用則補氣治腹中痛下利者必炒後重者不炒惟治血虛腹痛諸腹痛

皆不可治產後勿用以酸寒伐生生之氣也　按芍藥平肝木以培血海𧖴損其肝者緩其中非本功有補也產後禁用豈非瀉肝之故耶議補虛者審之

日華子云白芍治女子一切病并胎前產後諸疾通月水退熱除煩血暈頭痛腸風瀉血海鹽抗越者俱好

木通

氣平　味甘　甘而淡性平味薄陽也　無毒

本草云除脾胃寒熱入心胞絡小腸膀胱三經色白而細者佳經曰通九竅去惡虫隱居曰脚疽心煩出音治韓散腫墮胎甄權曰治五淋利小便開關格治多睡大明曰排膿破血止痛催生通經下乳東垣曰利小便與琥珀同功瀉小腸無它藥可比甘淡能助西方秋氣下降專瀉氣滯肺受熱邪氣化之源絶則寒水斷流宜此治之時珍曰泄火則肺不受邪能通水道則濕熱皆去導赤散用之亦瀉南補北扶西抑東之意　按君火爲邪宜用

木通相火爲邪宜用澤瀉利水雖同用各有別

賦云木通瀉小腸火積而不散利小便熱閉而不通

燈心草

潔古云氣平味甘通陰竅澁不利利小便除水腫癃閉五淋

主治秘訣云辛甘陽也瀉肺燈心屬土

火燒爲灰取少許吹喉中治急喉痺甚捷　小兒夜啼亦用燈心燒灰塗乳上與喫

燈心治諸虫入耳挑不出以燈心浸油釣出虫

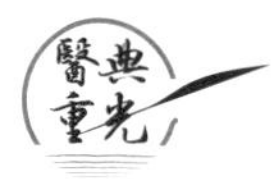

人家點燈俱煮過者須求生者入藥爲妙罐藏氷片多加燈草分兩不耗

藁本

圖經云藁本今西川兖州杭州有之葉似白芷香畏青廂子治一百六十種惡風

氣温　味大辛　苦微温氣厚味薄陽也升也純陽無毒

太陽經本經藥　引諸藥上至巔頂

本草云主婦人疝瘕陰中寒腫痛腹中急除風頭

痛長肌膚悅顔色辟霧露潤澤療風邪䵳𪒠金瘡
可作沐藥面脂實主流風四肢惡蔄茹
象云太陽經風藥治寒邪結鬱於本經治頭痛腦
痛太寒犯腦令人腦痛齒亦痛
心云專治太陽頭痛其氣雄壯　主治秘訣云味
苦性微溫氣厚味薄而升陽也太陽頭痛必用之
藥足太陽本經藥也頂巔痛非此不能除
東垣云通行手足太陽經治風通用又云治頭面
及徧身皮膚風濕

海藏云此與木香同治霧露之氣與白芷同作面脂藥仲景云清明以前立秋以後凡中霧露之氣皆爲傷寒又云清邪中於上焦皆霧露之氣神术白术湯内加木香藁本擇其可而用之此既治風又治濕亦各從其類也

陶隱居云近以芎藭根鬚亂藁本大失眞

桔梗

陶隱居云桔梗近道處處有之葉名隱忍

氣微温　味辛苦　陽中之陽　味厚氣輕陽中

之陰也有小毒

入足少陰經

入手太陰脉經藥

心云利嗌咽胸膈之氣以其色白故屬肺辛甘微

温治寒嘔若咽中痛桔梗散之也

本草云主胸脇痛如刀刺腹滿腸鳴幽幽驚恐悸

氣利五臟腸胃補血氣除寒熱風痺温中消穀療

咽喉痛下蠱毒

本草又云節皮爲之使得牡礪遠志療恚怒得硝

石石膏療傷寒畏白芨龍眼龍胆　主治秘訣云
味辛苦微温味厚氣薄陽中陰也肺經之引藥辛
苦微温乃散寒嘔若咽中痛非此不能除陽中之
陽謂之舟檝諸藥中有此一味不能下沉治鼻塞
去蘆米泔浸一宿焙乾用
東垣云桔梗性凉味甘苦味厚氣薄浮而升陽也
其用有五利胸膈咽喉氣壅及痛一也破滯氣及
積塊二也肺部風熱三也清利頭目四也利竅五
也

海藏云入手太陰足少陽經易老言桔梗與國老竝行同爲舟楫之劑如用將軍苦瀉峻下之藥欲引至胸中至高之分成功非此辛甘不居譬如鐵石入江非舟楫不載故用辛甘之劑以升之也衍義云治肺熱氣奔促欬逆肺癰排膿乾欬乃痰火鬱在肺中痢疾腹痛乃肺金之氣鬱在大腸均宜桔梗開之此藥能開提氣血故鬱症中宜用也集驗方云桔梗治肺癰聖藥

牡丹皮

蕭炳云今出台州者佳白補赤利

氣寒　味苦辛　陰中微陽辛苦微寒　無毒

手厥陰經

足少陰經

象云治腸　積血及衄血吐血必用之藥

珍云凉骨蒸

本草云主寒熱中風痰瘕痓驚癇邪氣除癥堅瘀血留舍腸胃安五臟療癰瘡除時氣頭痛客熱五勞之氣腰痛風禁癲疾

易老云治神志不足神不足者手少陽志不足者足少陰故仲景八味丸用之牡丹乃天地之精群花之首葉爲陽發生花爲陰成實丹爲赤卽火故能瀉陰中之火牡丹皮手厥陰足少陰治無汗骨蒸地骨皮足少陰手少陽治有汗骨蒸也

時珍曰和血生血凉血古方惟以此治相火故腎氣丸用之後人專用黃柏不知丹皮之功更勝也

千載秘奥人所不知　按丹皮清火開鬱則陰血既不受火爍又不患阻滞推陳致新有殊功矣

日華子云牡丹皮忌蒜畏兎絲子

除結氣破瘀血通經脉下胞胎調産後冷熱血氣

攻作補心腎而消腫癰

黃連

藥性論云黃連出宣州者絕佳惡白殭蚕冷水忌

猪肉殺小兒疳虫點赤眼昏痛鎮肝去熱毒瘡痍

唐本注云江東者節如連珠療痢大善

氣寒　味苦　味厚氣薄陰中陽也升也　無

毒

入手少陰經

本草云主熱氣目痛背傷泣出明目腸澼腹痛下痢婦人陰中腫痛五臟冷熱久下泄澼膿血止消渴火驚除水痢骨調胃厚腸益胆療口瘡久服令人不忘酒炒則上行薑汁炒辛散衝熱有功

本草又云龍骨理石黄芩爲之使惡菊花芫花玄參白鮮皮畏欵冬花勝烏頭解巴豆毒

成聊攝云苦入心寒除熱大黄黄連之苦以導瀉心下之虚熱又云上熱者泄之以苦黄連之苦以

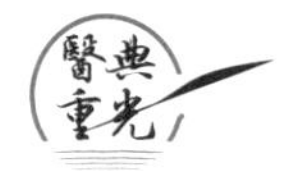

降陽又云蚘得甘則動得苦則安黃連黃蘗之苦以安蚘

潔古云瀉心火除脾胃中濕熱治煩燥惡心鬱熱在中焦兀兀欲吐味苦氣味俱厚可升可降陰中陽也其用有五瀉心熱一也去中焦火二也諸瘡必用三也去風濕四也赤眼暴發五也又云去中焦濕與熱用黃連瀉心火故也眼痛不可忍者用黃連當歸根酒浸煎服宿食不消者用黃連枳實

海藏云入手少陰經性苦燥故入心火就燥也雖

然瀉心其實瀉脾也爲子能令母實實則瀉其子

凡治血病防風爲上使黄連爲中使地榆爲下使

也一方令小兒終身不發斑瘡煎黄連一口兒初

生未出聲時灌之大騐已出聲時灌之者斑雖發

亦輕古方以黄連治痢苦燥之義也今人但見滲

泄便即用之不顧寒熱惟欲盡痢多致危困若氣

實初病熱多血痢者宜之虚者慎勿輕用韓悉曰

黄連生用爲君佐以官桂少許能使心腎交於頃

刻士瀛曰去心竅惡血時珍曰古方治痢用黄連

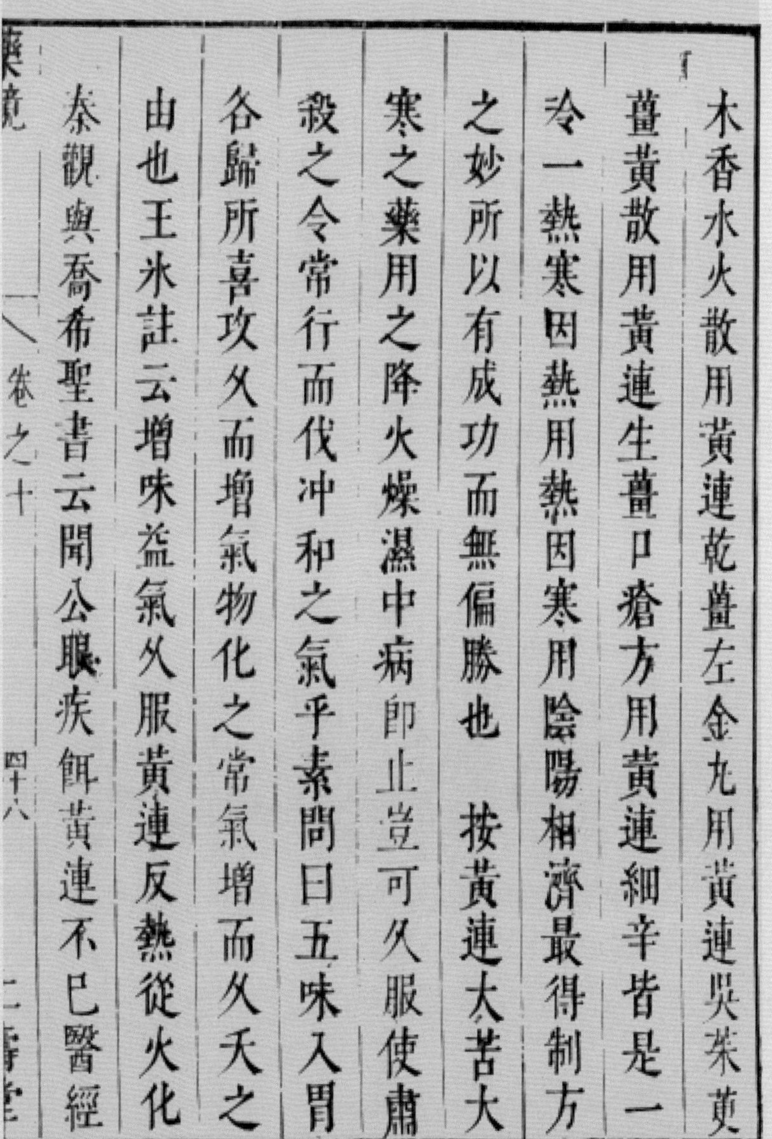

木香水火散用黃連乾薑左金丸用黃連吳茱萸薑黃散用黃連生薑口瘡方用黃連細辛皆是一冷一熱寒因熱用熱因寒用陰陽相濟最得制方之妙所以有成功而無偏勝也　按黃連大苦大寒之藥用之降火燥濕中病即止豈可久服使肅殺之令常行而伐冲和之氣乎素問曰五味入胃各歸所喜攻久而增氣物化之常氣增而久夭之由也王冰註云增味益氣久服黃連反熱從火化秦觀與喬希聖書云聞公暇疾餌黃連不已醫經

有久服黄連反熱之説，此雖大寒，其味至苦，久而不已，心火偏勝，是以火救火，其可乎？我明荆端王素多火病，醫令服黄連餌，至數年，其火愈熾，遂至喪明。嗚呼！此惟不達素問之旨耳。

宋王微黄連讚：黄連味苦，左右相因，斷凉滌暑，闡命輕身，縉雲昔御，飛蹕上汶，不行而至，吾聞其人。

陳藏器云：黄連主羸瘦氣急。

治諸火邪，各依製炒：火在上，炒以醇酒；火在下，炒以童便；實火，朴硝；虚火，釅醋；痰火，薑汁；伏火，鹽酒

氣滯火同吳茱萸血瘕火幷乾漆末食積作瀉可

用陳壁土炒之肝胆火盛欲吐必求猪胆汁炒若

治赤眼人乳浸蒸或點或吞立能抝痛香連丸廣

木香和搀爲腹痛下痢要藥茱連丸吳茱萸佐劝

乃吞酸吐水神方止消渴便多单研蜜丸亦効佐

桂蜜煎服使心腎頓交于項刻小兒食土成疳大

人調胃厚腸鎮肝凉血巴頭可解

大黄

日華子云大黄生河西隴西今以蜀川錦紋者佳

敷一切瘡癤癰毒

氣寒　味甘大寒　味極厚陰也降也無毒

入手足陽明經

酒浸入太陽經

酒浸入陽明經

餘經不用酒有毒入脾胃大腸心胞絡五經黃芩

爲使忌冷水惡乾漆出莊浪錦紋者佳

本草云主下瘀血血閉寒熱破癥瘕積聚留飲宿

食蕩滌腸胃推陳致新通利水穀調中化食安和

五臟平胃下氣除痰實腸間結熱心腹脹滿女子寒血閉脹小腹痛諸老血留結

成聊攝云大黄謂之將軍以苦蕩滌又云宜下必以苦大黄之苦寒以下瘀熱又云腸燥胃強以苦泄之大黄枳實之苦下燥結而泄胃強也

絜古云大黄之性走而不守瀉諸濕熱大腸不通蕩滌腸胃間熱專治不大便主治秘訣云性寒味苦氣味俱厚沉而降陰也其用有四去濕熱一也除下焦濕二也推陳致新三也消宿食四也用之

酒浸煨熟寒因熱用也又云味苦純陰熱淫所勝以苦泄之又云腹中實熱者用大黃芒硝又云大黃苦味之厚者乃陰中之陰故經云泄下

海藏云味苦寒陰中之陰也下泄推陳致新去陳垢而安五藏謂如戡定禍亂以致太平無異所以有將軍之名入手足陽明經以酒引之上至高巔以舟楫載之可浮胸中本苦泄之性峻至於下以酒將之可至至高之分若物在高巔人迹不及之處必射以取之也故太陽陽明正陽陽明承氣湯

俱用酒浸惟少陽陽明爲下經故小承氣湯不用酒浸也襍症方有生用者有用麪裹蒸熟者其製不一衍義云仲景治心氣不足吐血衄血瀉心湯用大黄黄芩黄連或云心氣不足矣而不用補心湯更用瀉心湯何也荅曰心氣獨不足則不當吐衄也此乃邪熱因不足以客之故吐衄以苦泄其熱就以苦補其心葢兩全之有此症者用之無不効量虛實而用之

丹溪云大黄屬水與火苦寒而善泄仲景用之以

治心氣不足而衄血者名曰瀉心湯正是因少陰經之陰氣不足本經之陽氣亢甚無所輔著以致陰血妄行而飛越故用大黄泄去亢甚之火使之和平則血歸經而自安矣夫心之陰氣不足非一日矣肺與肝俱各受火而病作故以黄芩救肺黄連救肝蓋肺者陰之主肝者心之母血之舍也肺肝之火既退陰血自復其舊矣衍義不與明說而曰熱因不足而客之何以明仲景之意開後人之盲瞶乎

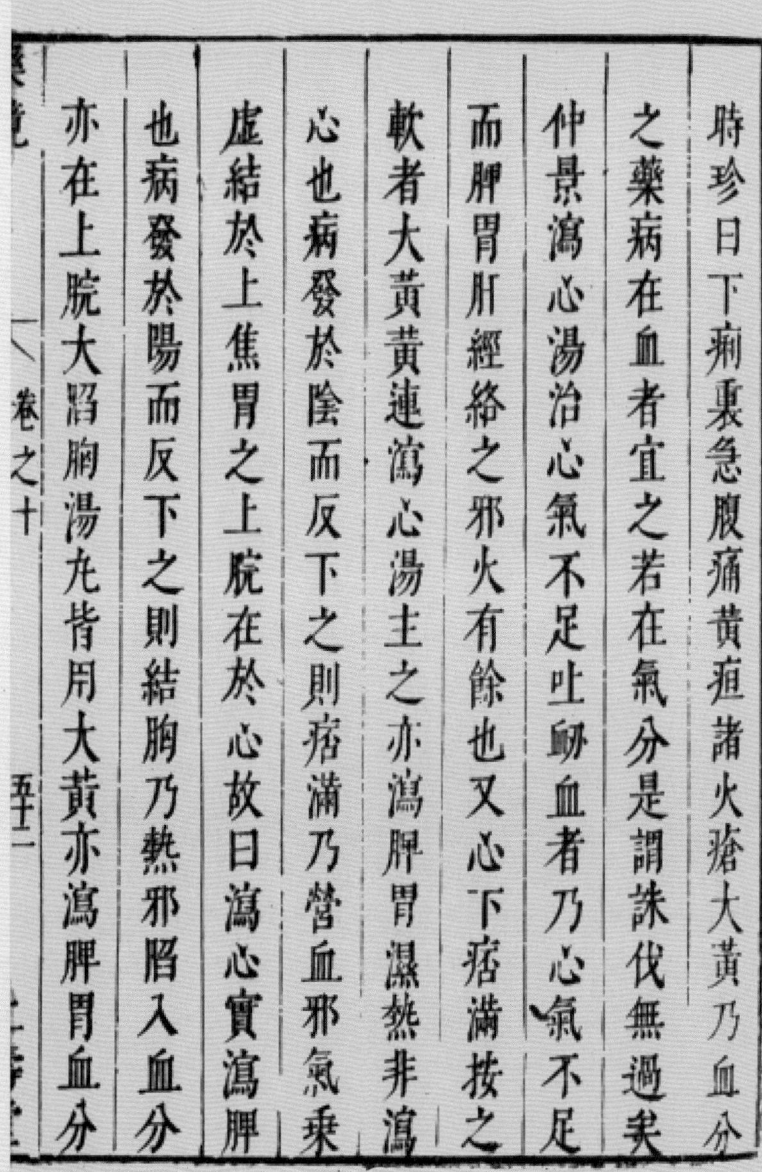

時珍曰下痢裏急腹痛黄疸諸火瘡大黄乃血分之藥病在血者宜之若在氣分是謂誅伐無過矣仲景瀉心湯治心氣不足吐衂血者乃心氣不足而脾胃肝經絡之邪火有餘也又心下痞滿按之軟者大黄黄連瀉心湯主之亦瀉脾胃濕熱非瀉心也病發於陰而反下之則痞滿乃營血邪氣乘虚結於上焦胃之上脘在於心故曰瀉心實瀉脾也病發於陽而反下之則結胸乃熱邪陷入血分亦在上脘大陷胸湯丸皆用大黄亦瀉脾胃血分

之邪也若結胸在氣分只用小陷胸湯痞滿在氣分只用半夏瀉心湯矣　按大黄推蕩有斬關奪門之雄如勘定禍亂以致太平故有將軍之號仲景百勞丸䗪虫丸皆用大黄葢因濁陰不降則清陽不升瘀血不去則新血不生之義也古人了然於氣血升降之故用之不以爲奇非揣摩之私以生命爲僥倖耳

澤瀉

圖經云澤瀉生汝南今山東河陝有之以中者爲

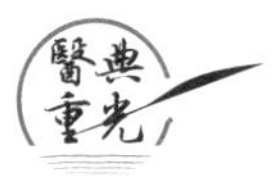

隹

氣平　味甘　甘鹹寒味厚陰也降也陰中微陽

入手太陽經少陰經

本草云治風寒濕痺乳難消水養五臟益氣力肥

健補虛損五勞除五臟痞滿起陰氣止泄精消渴

淋瀝逐膀胱三焦停水去陰間汗無此疾服之令

人目盲

服澤瀉散人未有不小便多者小便既多腎氣焉

得復實今人止瀉精多不敢用

扁鵲云多服病人眼

衍義云其功長於行水

潔古曰入腎經去舊水養新水止渴除濕聖藥東

垣曰去脬中留垢心下水痞宗奭曰八味丸用之

引諸藥歸腎好古曰經云明目扁鵲云昏目何也

瀉伏水去留垢故明小便利腎氣虛故昏王履曰

八味丸以地黄爲君餘藥佐之補血兼補氣所謂

陽旺則能生陰血也八味皆腎氣本藥不待澤瀉

接引而後至葢取其瀉腎邪益氣補虛從於諸補

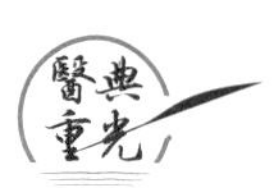

之中雖瀉亦不瀉矣時珍曰痰飲吐瀉疝痛脚氣又曰古人用補藥必兼瀉邪邪去則補藥得力專一於補必至偏勝之害也　按澤瀉有補有瀉腎經要藥今人爲瀉腎之說每脩地黄丸輙減之不知清积火功一也疏地黄之滯功二也令諸藥無偏勝功三也不深察而槩減之寧識立方之旨耶

本草云澤瀉畏海蛤文蛤

素問所謂身熱解墮汗出如浴惡見之氣名曰濕風治之以澤瀉

地黄丸用之者謂其能瀉水以健脾兼主腎經濕熱之邪也

瓜蔞根

圖經云瓜蔞根生洪農川谷山陰地入土深者良味苦氣寒無毒白者佳米泔水洗去皮用

主消渴脣乾口燥身熱煩滿退黄疸通月水續絶傷消腫毒下乳補虚安中利膈上熱痰　子主潤肺寬中下氣定喘能洗滌胸膈間痰垢爲治嗽聖藥

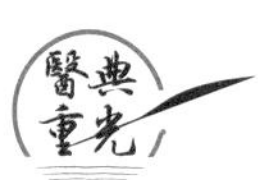

取子剝殼用仁滲油只一度免人惡心毋多次失藥潤性味甘補肺性潤下氣令垢滌鬱開故傷寒結胸必用

天花粉

味苦　性寒　無毒

入心肺二經枸杞爲使惡乾薑畏牛膝乾漆反烏頭

經曰消渴身熱煩滿隱居曰黃疸短氣通月水大明曰熱狂時疾通小腸消腫毒排膿生肌消撲損

瘀血時珍曰味甘微苦酸酸能生津感召之理故可止渴微苦降火甘不傷胃昔人只言苦寒似未深察子名瓜蔞主胸痹腫毒仁主吐血腸風潤肺下氣止嗽消痰　按天花粉終是寒劑能害土氣只可施於壯盛多火之人涉虛者所禁也亭林一叟久苦痰火植有瓜蔞取根造粉連服兩月惡食暴瀉卒至不救其寒可知也

天門冬

藥性論云天門冬生交州溫州主治肺痿生癰吐

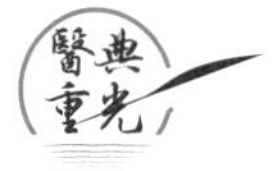

膿除熱通腎

氣寒　味微苦　苦而辛　氣薄味厚陰也甘平

大寒無毒陽中之陰

入手太陰經

足少陰經

象云保肺氣治血熱侵肺上喘氣促加人參黄芪

爲主用之神効

心云苦以泄滯血甘以助元氣及治血妄行此天

門冬之功也

本草云主諸𤻙風濕偏痹強骨髓殺三蟲去伏尸保定肺氣去寒熱養肌膚益氣力利小便冷而能補久服延年多子孫能行步益氣榮衛枯涸濕劑所以潤之二門冬人參北五味子枸杞子同爲生脉之劑此上焦獨取寸口之意

日華子云貝母爲使鎮心潤五臟益皮膚悅顏色補五勞七傷治肺氣并嗽消痰及風痹熱毒遊風煩悶吐血去心用思邈曰陽事不起時珍曰天門冬清金降火益水之源故能下通腎氣而滋補若

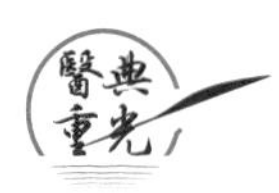

脾胃虛寒单服久服必病腸滑反成痼疾　按天門冬仙書極賛其禦寒辟穀御女延齡雖未可盡信亦已奇矣蓋腎主津液燥則凝而爲痰得潤劑則肺不苦燥而痰自化治其本也濕火之痰半夏主之燥熱之痰天門冬主之二者易治鮮不危困耳

本草云天門冬畏曾青禁食鯉魚

同參芪煎服而定虛喘和薑蜜熬膏冬汁三碗蜜一碗薑汁一酒盃共和勻熬膏以破頑痰虛熱人

用相宜虛寒者切禁莫服

麥門冬

圖經云麥門冬生函谷今處處有之

氣寒　味微苦甘　微寒陽中微陰也無毒

入手太陰經

象云治肺中伏火脉氣欲絕加五味子人參二味

爲生脉之劑補肺中元氣不足

珍云行經酒浸湯浸去心治經枯

心云補心氣不足及治血妄行補心不足

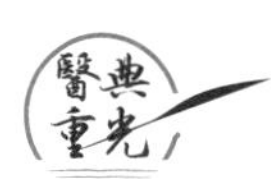

本草云主心腹結氣傷中傷飽胃絡脉絶羸瘦短氣身重目黄心下支滿虚勞客熱口乾燥渴止嘔吐愈痿蹷强陰益精消穀調中保神定肺氣安五臓令人肥健美顔色有子地黄車前子爲之使惡款冬花苦瓠畏苦參青蘘

衍義云治肺熱之功爲多其味苦但專泄而不專收寒多人禁服珍曰火盛氣壯之人相宜氣弱胃寒者不可餌也　按麥門冬氣薄主升味厚爲陰與天門冬功用相做力稍遜之趙繼宗謂其種種

功劾必有君而有使也不然則獨行無功

日華子云治五勞七傷安魂定魄止渴肥人時疾熱狂頭疼喘嗽

治肺伏火邪及肺痿膿血腥臭補心勞傷損并心血錯經妄行止燥渴陰得其養補虚勞熱不能侵

二門冬俱治痰火之藥麥冬清心降火使肺不受賊邪故止咳立劾天冬復走腎經滋腎助元令肺得全其母氣故消痰殊切蓋痰係津液凝成腎司津液者也燥盛則凝潤多則化天冬潤劑且復走

腎津液縱凝亦能化解麥冬雖潤走經則姝故上

而止咳必用麥冬下而消痰必讓天冬耳葢痰之

標在脾痰之本在腎又半夏能治痰之標不能治

痰之本以此觀之則天冬性治痰之本不能治痰

之標非但與麥冬殊亦與半夏異也

秦艽

圖經云秦艽生飛烏谷黄白色爲佳治小便難腹

脹滿

氣微温　味苦辛　陰中微陽

手陽明經藥

入大腸胃二經菖蒲爲使畏牛乳左紋者良

經曰寒濕風痺肢節痛利小便隱居曰療風病通身攣急大明曰傳屍骨蒸疳氣時氣甄權曰黄疸酒毒頭風潔古曰手足不遂口噤牙疼腸風瀉血養血榮筋　按秦艽手足陽明經藥也兼入肝胆故手足不遂黄疸症需之取其去陽明濕熱也

天麻　苗名赤箭

珍云去手陽明經下牙疼口瘡痛

日華子云天麻生鄆州味甘暖助元氣補五勞七

傷通血脉開關竅服無忌

氣平　味苦　無毒

象云治頭風　入肝經濕紙裹煨熟酒浸焙乾

本草云主諸風濕痺四肢拘攣小兒風癎驚氣利

腰膝強筋力其苗名定風草東垣曰肝虚者天麻

補之療風熱頭痛小兒風癎驚悸麻痺不仁語言

不遂　按羅天益云眼黑頭旋風虛内作非此不

治爲風家神藥素問曰諸風掉眩皆屬於木天麻

獨入厥陰故多功於風也

凡使勿悮用御風草與天麻相似悮服則令人有腸結之患戒之愼之

赤箭謹按今醫家見用天麻卽是此赤箭根今本草别是一物古方用天麻者不用赤箭用赤箭者卽無天麻方中諸藥皆同天麻赤箭本爲一物今所用不相違然赤箭則言苗用之有自表入裏之功天麻則言功用之有自内達外之理根則抽苗徑直而上苗則結子成熟而落從榦中而下至土

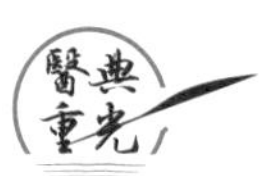

而生似此粗可識其外内主治之理

五味子

陶隱居云五味子高麗爲第一多肉而酸甜

氣温　味酸　陰中陽　微苦　味厚氣輕陰中

微陽　無毒

入手太陰經

入足少陰經

象云大益五臟

蓯蓉爲使惡萎蕤勝烏頭北産黑色者佳嗽藥生

用補藥熟用

經曰益氣欬逆上氣勞傷羸瘦強陰益精隱居曰養五臟除熱生肌大明曰明目暖水臟壯筋骨反胃霍亂轉筋痃癖奔豚冷氣水腫脹解酒毒壯筋骨五味皮甘肉酸核中辛苦都有鹹味故名五味子仲景八味丸用此爲腎氣丸述類象形也收肺氣補氣不足酸以收逆氣肺寒氣逆則此藥與乾薑同用治之又云性温味酸氣薄味厚可升可降陰中陽也其用有六收散氣一也止嗽二也補元

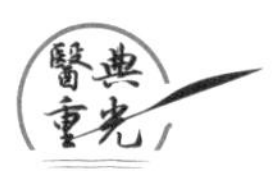

氣不足三也止瀉痢四也生津液五也止渴六也

孫真人云五月常服五味子以補五臟氣遇夏月

季夏之間困乏無力無氣以動與黄芪人參麥門

冬少加黄蘗煎湯服使人精神頓加兩足筋力湧

出生用

夏月火旺水涸金受火尅所以宜用五味子滋腎

水以養肺金

孫真人云六月常服五味子以益肺金之氣在上

則滋源在下則補腎垣曰治瀉痢收耗散之氣瞳

子散火乃火熱必用之藥有外邪者不可驟用必先散而後用之好古曰壯水鎮陽

丹溪云五味子屬水而有木與金火能收肺氣宜其有補腎之功收肺氣非除熱乎補腎非煖水藏乎乃火嗽必用之藥冠氏所謂食之多虛熱者盖收補之驟也何惑之有黄昏嗽乃火浮入肺宜五味歛而降之　按五味子五味咸備故五臓皆入殊有補益之功尤爲肺腎要藥今人不敢輕用者祇爲行義虛熱之説耳東垣丹溪已辯於前矣學

者須審而盡其長毋令有奇不展也

藥性論云下氣止嘔補諸虛痨五味子之專也

風寒咳嗽南五味爲奇虛損勞傷北五味最妙

皮甘肉酸核中辛苦俱兼鹹味故名五味子本經

只云酸者木爲五行長也

山藥

本草云山藥生嵩高山谷今近道處處有之大白

者佳

氣温　味甘平　無毒

手太陰經藥

本草云主補中益氣除熱強陰主頭面遊風風頭眼眩下氣克五臟長肌肉久服耳目聰明輕身耐

老紫芝爲之使惡甘遂

東垣云仲景八味丸用乾山藥以其凉而能補也

亦治脾膚乾燥以此物潤之

丹溪云山藥屬土而有金與水火補陽氣生者能

消腫硬經云虛之所在邪必湊之着而不去其病

爲實非腫硬之謂乎故補其氣則留滯自不容於

不行矣

日華子云助五臟強筋骨治下焦虛冷小便澁數瘦損無力泄精徤忘

薏苡仁

圖經云薏苡仁生真定平澤

氣微寒　味甘　無毒

本草云主筋急拘攣不可屈伸風濕痺下氣除筋骨邪氣不仁利腸胃消水腫令人能食久服輕身益氣其根能下三虫仲景治風濕燥痛日晡所劇

者與麻黄杏子薏苡仁湯

權曰肺痿咳嗽膿毒孟詵曰去乾濕脚氣時珍曰苡仁屬土故能健脾虚則補其母故肺病用之筋骨之病以治陽明爲本故筋痹者用之土能勝水除濕故泄痢水腫者用之　按苡仁總理濕熱故受熱使人筋攣受濕使人筋緩者可用若受寒使人筋急者忌之

丹溪云寒則筋急熱則筋縮急因於堅強縮因於短促若受濕則弛弛因於寛長然寒與熱未嘗不

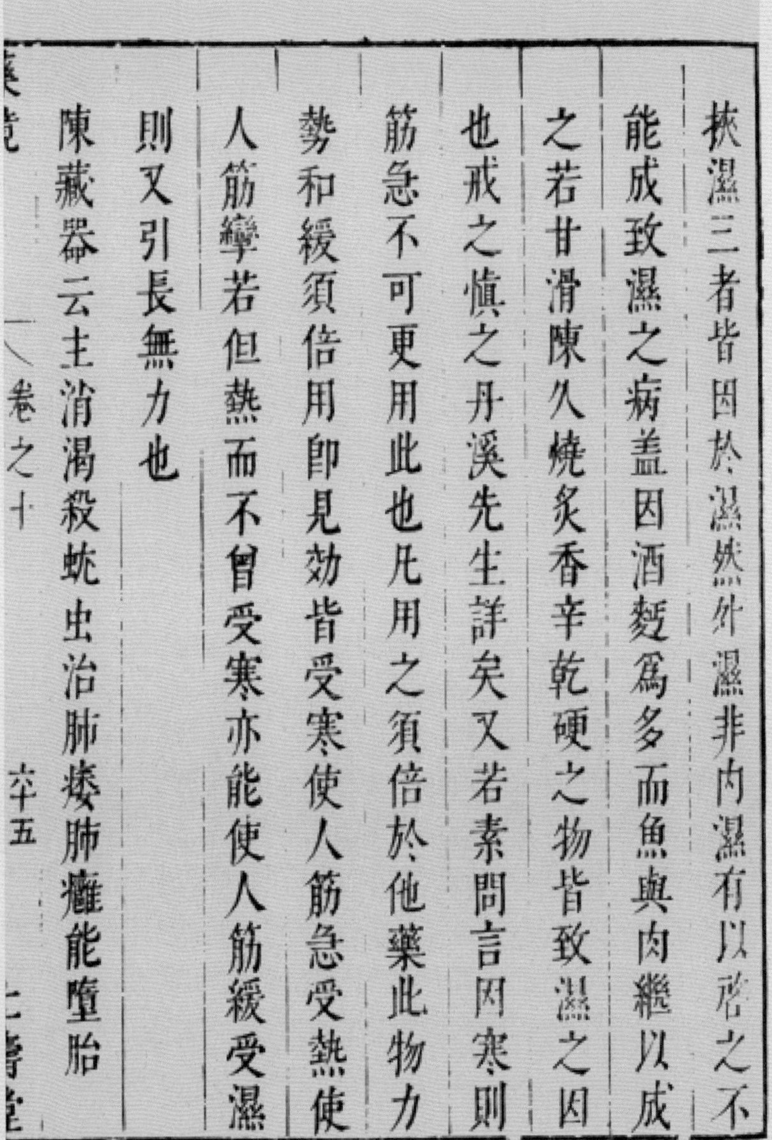

挾濕三者皆因於濕然外濕非內濕有以啓之不能成致濕之病蓋因酒麪爲多而魚與肉繼以成之若甘滑陳久燒炙香辛乾硬之物皆致濕之因也戒之慎之丹溪先生詳矣又若素問言因寒則筋急不可更用此也凡用之須倍於他藥此物力勢和緩須倍用即見効皆受寒使人筋急受熱使人筋攣若但熱而不曾受寒亦能使人筋緩受濕則又引長無力也

陳藏器云主消渴殺蚘虫治肺痿肺癰能墮胎

萎蕤

氣平　味甘　無毒

本草云主中風暴熱不能動揺跌筋結肉諸不足

心腹結氣虚熱濕毒腰痛莖中寒及目痛眥爛淚

出久服去面黑䵟

心云潤肺除熱

蕭炳云萎蕤補中益氣

本草云萎蕤畏鹵鹹

茵蔯蒿　葉落莖梗不凋至春復發舊枝故名

陶隱居云今處處有茵蔯五月採用葉有八角者

隹

氣微寒　味苦平　陰中微陽　無毒

入足太陽經

象云除煩熱主風濕熱邪結於內去枝梗用葉

本草云治風濕寒熱邪氣熱結黃疸通身發黃小便不利除頭熱去伏瘕入足太陽

仲景云茵蔯梔子大黃湯治濕熱也梔子檗皮湯治燥熱也如苗澇則濕黃苗旱則燥黃濕則瀉之

燥則潤之可也此二藥治陽黄也韓祗和李思訓治陰黄茵蔯附子湯大抵以茵蔯爲君主佐以大黄附子各隨其寒熱也

珍云治傷寒發黄

日華子云茵蔯治熱狂頭痛天行時疾風熱瘴癘

玄參

本草云玄參生河間黑者佳

氣寒　味苦鹹　無毒

本草云主腹中寒熱積聚女子産乳餘疾補腎氣

令人目明主暴中風傷寒身熱肢滿狂邪忽忽不知人温瘧洒洒血瘕下寒血除胸中氣下水止煩渴　潔古云氣寒味苦治心中懊憹煩而不得眠心神顛倒欲絶血滯小便不利東垣云足少陰腎經君藥也治本經須用

本草云玄參惡黃耆乾薑大棗山茱萸反藜蘆

海藏云易老言玄參乃樞機之劑管領諸氣上下肅清而不濁風藥中多用之故活人治傷寒陽毒用玄參升麻湯治汗吐下後毒不散即知肅清樞

機之劑以此論之治空中氤氳之氣無根之火以玄參爲聖藥珍曰利咽喉通小便血滯　按玄參色黑味鹹故爲少陰要藥而上部多用之者何也夫水不勝火亢而僭上宜壯水之主以制陽光故耳清火而不傷真氣勝黃栢知母遠甚滋陰者其先之

禹錫云玄參散癭瘤瘰癧

木香

蕭炳云木香今永昌不復貢惟廣州舶上有來者

形如枯骨者佳

氣熱　味辛苦　純陽　味厚於氣

陰中陽也無毒入心肺脾胃肝膀胱大腸六經入

理氣藥忌火實腸藥麪裹煨

本草云治邪氣辟毒疫瘟鬼強志主淋露瘵氣劣

肌中偏寒主氣不足消毒瘟瘧蠱毒行藥之精

潔古云除肺中滯氣若瘵中下焦氣結滯須用梹

榔爲使主治秘訣云氣熱味辛苦氣味俱厚沉而

降陰也其用調氣而已又云辛純陽以和胃氣

東垣云木香味苦辛純陽治腹中氣不轉運助脾

又云辛温升降滯氣

海藏云木香治血氣刺心痛冷積氣痃癖癥瘕腹脹通行一切氣安胎健脾膀胱冷痛嘔逆反胃霍亂吐瀉九種心疼痢疾本經云主氣劣氣不足補也衍義云專泄决胸腹間滯寒冷氣破也安胎健脾補也除痃癖塊破也與本條言補不同何也易老以爲調氣之劑不言補也

丹溪云木香行肝經氣氣鬱者宜之若陰火冲上

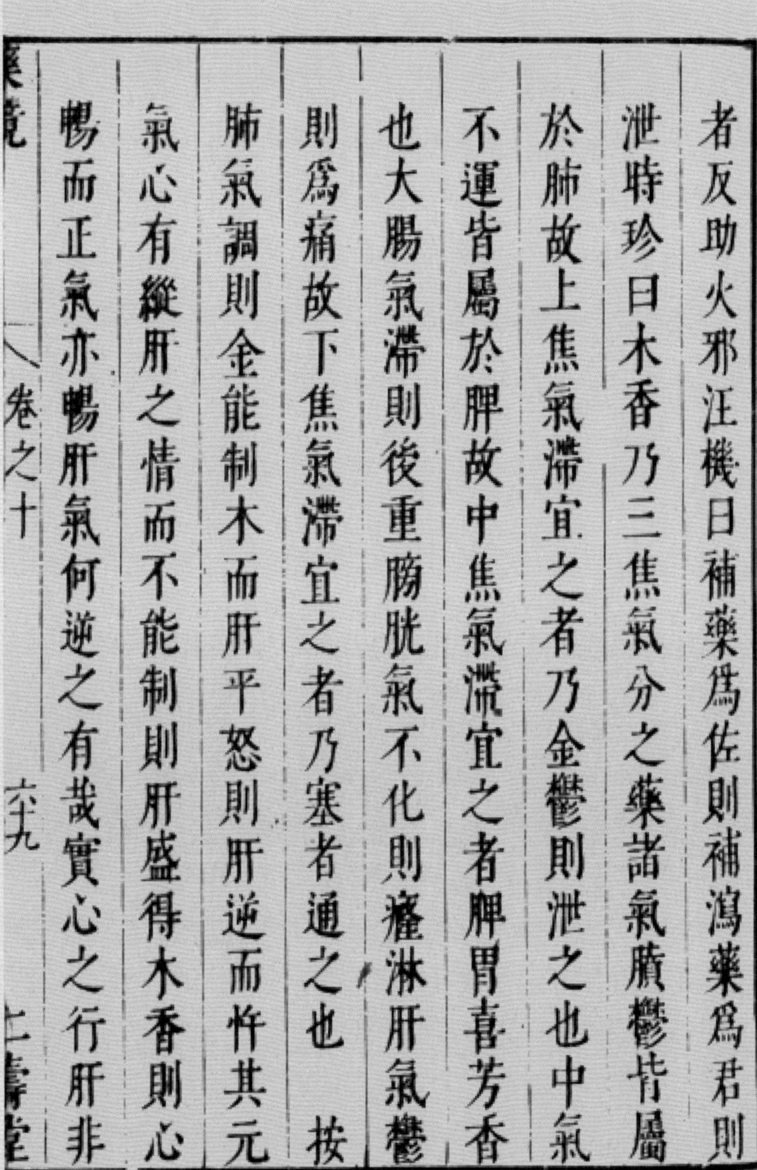

者反助火邪汪機曰補藥爲佐則補瀉藥爲君則泄時珍曰木香乃三焦氣分之藥諸氣膹鬱皆屬於肺故上焦氣滯宜之者乃金鬱則泄之也中氣不運皆屬於脾故中焦氣滯宜之者脾胃喜芳香也大腸氣滯則後重膀胱氣不化則癃淋肝氣鬱則爲痛故下焦氣滯宜之者乃塞者通之也　按肺氣調則金能制木而肝平怒則肝逆而忤其元氣心有縱肝之情而不能制則肝盛得木香則心暢而正氣亦暢肝氣何逆之有哉實心之行肝非

肝之自行也

知母

圖經云生河內川谷黄白者佳

氣寒　味大辛　苦寒味厚陰也降也苦陰中微

陽　無毒

入足陽明經

手太陰腎經本藥

本草云主消渴熱中除邪氣肢體浮腫下水補不

足益氣療傷寒久瘧煩熱脇下邪氣膈中惡及風

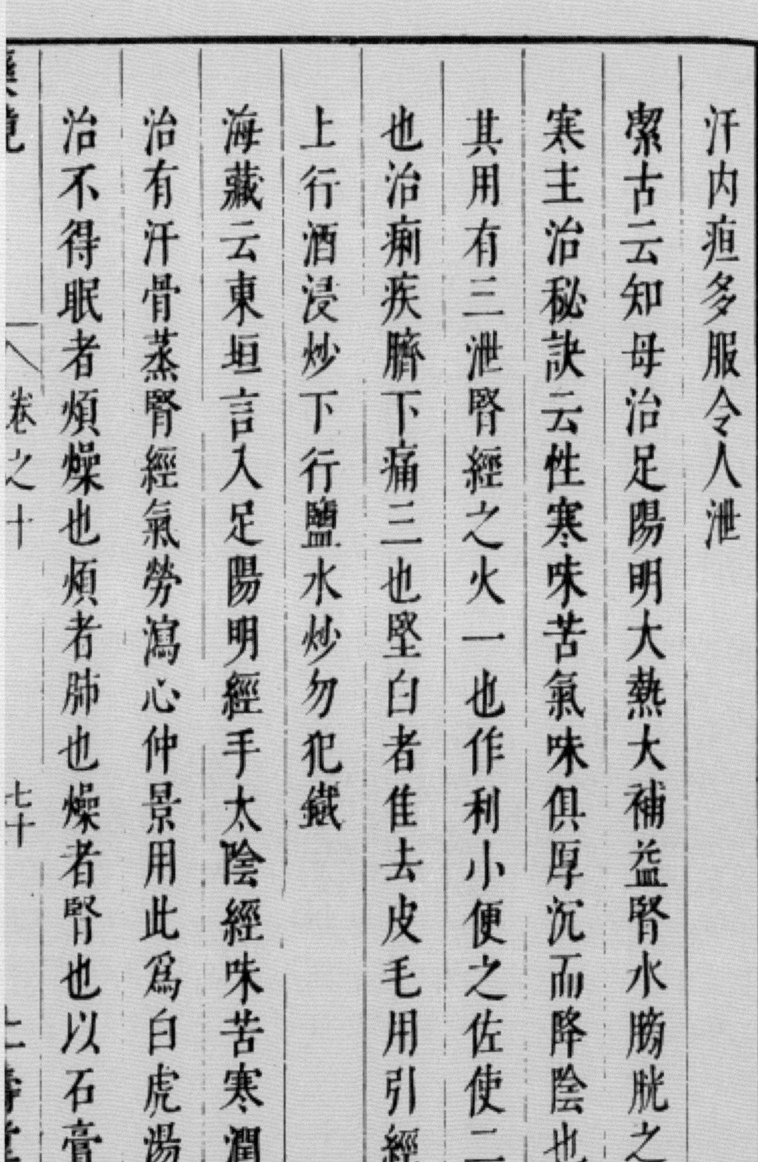

汗内疽多服令人泄

潔古云知母治足陽明大熱大補益腎水膀胱之寒主治秘訣云性寒味苦氣味俱厚沉而降陰也其用有三泄腎經之火一也作利小便之佐使二也治痢疾臍下痛三也堅白者佳去皮毛用引經上行酒浸炒下行鹽水炒勿犯鐵

海藏云東垣言入足陽明經手太陰經味苦寒潤治有汗骨蒸腎經氣勞瀉心仲景用此爲白虎湯治不得眠者煩燥也煩者肺也燥者腎也以石膏

爲君主佐以知母之苦寒以清腎之源緩以粳米甘草之甘而使之不速下也經云胸中有寒者瓜蒂散主之又云表熱裏寒者白虎湯主之夫以瓜蒂知母味皆苦寒而治胸中之寒何也盖成無巳註云即傷寒寒邪之毒爲熱病者也讀者當逆識之如論語言亂臣十人之類亂字訓作治字也仲景所言寒之一字舉其初而言之熱病在其中矣若以寒字爲寒冷之寒則無復用苦寒之劑兼言白虎湯證尺寸俱長則其熱可知之矣　按知母

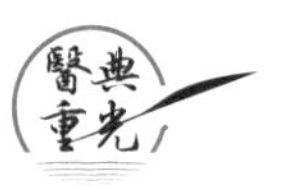

瀉腎火惟狂陽亢甚者宜之若腎虛之人用以瀉之則腎愈虛而虛火愈甚况寒能傷胃潤能滑腸其害人也隱而深譬諸小人陰柔巽順似乎有德而國家之元氣日受剝削有陰移焉而莫覺者尊

生君子可不謹乎

日華子云知母治熱勞傳屍

貝母

唐本注云貝母出蜀地潤州荆州白色者佳

氣平微寒　味辛苦　無毒

本草云主傷寒煩熱淋瀝邪氣疝瘕喉痺乳難金瘡風痙療腹中結實心下滿洗洗惡風寒目眩項直咳嗽上氣止煩渴出汗安五臟利骨髓

本草又云厚朴白薇爲之使惡桃花畏秦艽礜石莽草反烏頭羊肉所傷經年不消非此莫効

海藏云寒實結胸無熱証者仲景以小陷胸湯主之白散亦可服以其内有貝母也别說云貝母能散心胸鬱結之氣殊有功今用以治心中氣不快多愁鬱者信然海藏祖方下乳三母散用牡蠣知

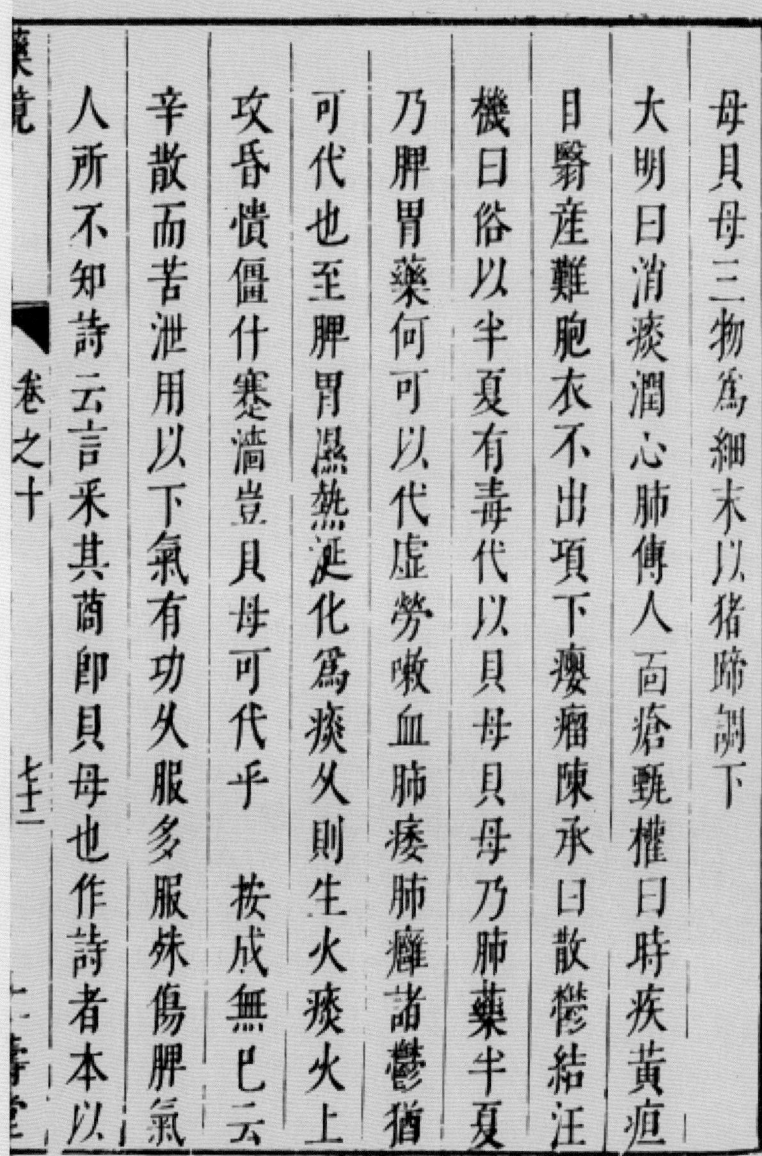

母貝母三物爲細末以猪蹄湯調下

大明曰消痰潤心肺傳人面瘡甄權曰時疾黄疸

目翳産難胞衣不出項下癭瘤陳承曰散鬱結汪

機曰俗以半夏有毒代以貝母貝母乃肺藥半夏

乃脾胃藥何可以代虚勞嗽血肺痿肺癰諸鬱猶

可代也至脾胃濕熱涎化爲痰久則生火痰火上

攻昏憒僵仆蹇澁豈貝母可代乎　按成無已云

辛散而苦泄用以下氣有功久服多服殊傷脾氣

人所不知詩云言采其莔卽貝母也作詩者本以

不得志而言今用以治愁鬱者其説盖本於此

日華子云貝母消痰潤心肺末和砂糖爲丸含之

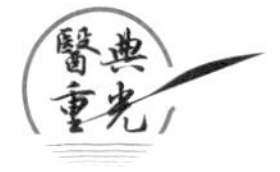

仁壽堂藥鏡卷之十下

潛庵居士輯

草部下

黄芩

隱居云黄芩今第一出彭城

氣寒　味微苦苦而甘　微寒味薄氣厚陽中陰也陰中微陽大寒無毒

入手太陰經之劑

本草云主諸熱黄疸腸澼洩痢逐水下血閉惡瘡

疽蝕火傷瘰痰熱胃中熱小腹絞痛消穀利小腸
女子血閉淋露下血小兒腹痛山茱萸龍骨爲使
惡葱實畏丹砂牡丹皮藜蘆沙參丹參

潔古云治肺中濕熱瘰上熱目中赤腫瘀肉壅盛
必用之藥泄肺中火邪上逆於膈上補膀胱之寒
水不足乃滋其化源主治秘訣云性凉味苦甘氣
厚味薄浮而降陽中陰也其用有九瀉肺經熱一
也夏月須用二也上焦及皮膚氣熱三也去諸熱
四也婦人産後養陰退陽五也利胸中氣六也消

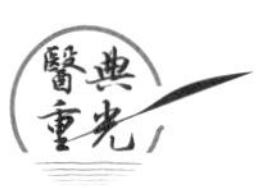

膈上痰七也除上焦熱及脾濕八也安胎九也單

二製不製分上中下也酒炒上行主上部積血

非此不能除肺苦氣上逆急食苦以泄之正謂此

也又治下痢膿血稠粘腹痛後重身熱久不愈者

與芍藥甘草同用易老又云肌熱及去痰用黄芩

上上焦濕熱亦用黄芩瀉肺火故也瘡痛不可忍

者用苦寒藥如黄芩黄連詳上下分梢根及引經

藥用之

東垣云黄芩除陽有餘凉心去熱通寒格又云治

發熱口苦

海藏云東垣言黄芩味苦而薄中枯而飄故能泄肺火而解肌熱入手太陰經之劑也細實而中不空也治下部妙陶隱居云色深堅實者好圓者名子芩又治奔豚臍下熱痛飄與堅有高下之分與枳實枳殼同例黄芩其子主腸澼膿血其根得厚朴黄連主腹痛得五味子牡蒙牡礪令人有子得黄芪白斂赤小豆以療鼠瘻張仲景治傷寒心下痞滿瀉心湯四方皆用黄芩以其主諸熱利小腸

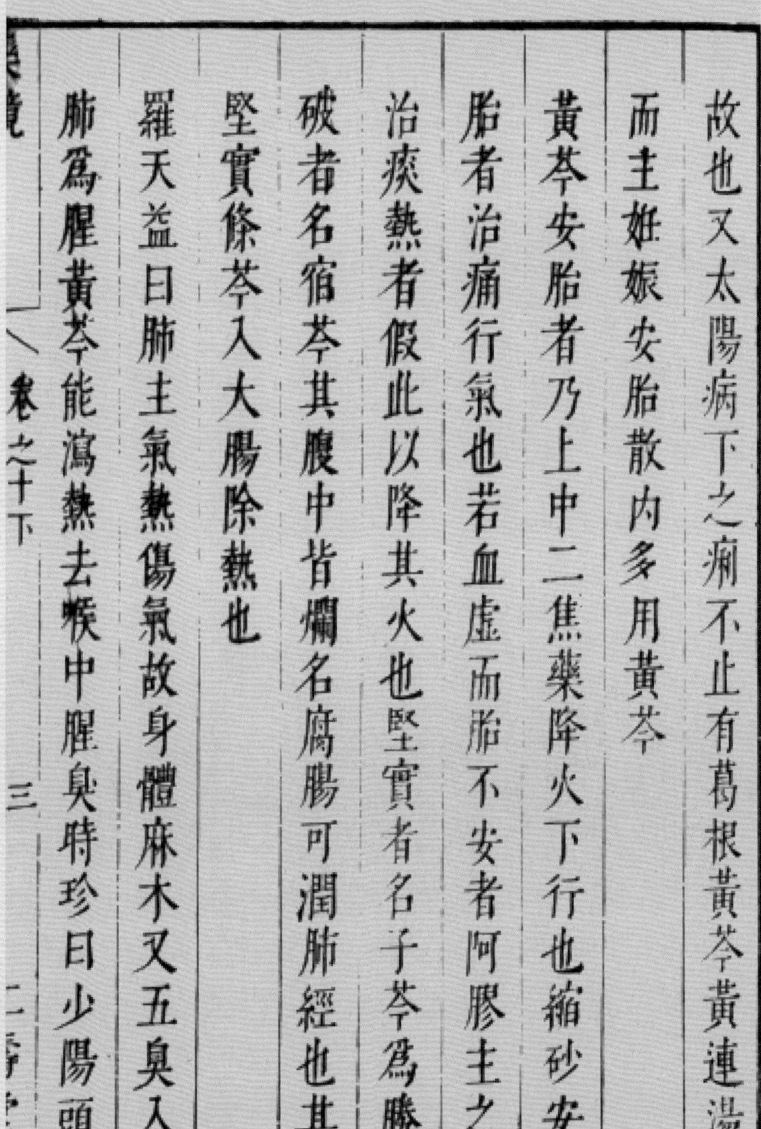

故也又太陽病下之痢不止有葛根黄芩黄連湯

而主妊娠安胎散内多用黄芩

黄芩安胎者乃上中二焦藥降火下行也縮砂安

胎者治痛行氣也若血虛而胎不安者阿膠主之

治痰熱者假此以降其火也堅實者名子芩爲勝

破者名宿芩其腹中皆爛名腐腸可潤肺經也其

堅實條芩入大腸除熱也

羅天益曰肺主氣熱傷氣故身體麻木又五臭入

肺爲腥黄芩能瀉熱去喉中腥臭時珍曰少陽頭

痛炙火出血肺虛不宜服苦寒傷脾損其母也仁齋謂柴胡退熱不及黄芩不知柴胡苦以發之散火之標也黄芩寒以勝熱折火之本也　按仲景云少陽症腹中痛者去黄芩加芍藥心下悸小便不利者去黄芩加茯苓似與隱居之説不合不知受寒腹痛心下悸小便不利脉不數者禁用黄芩若熱厥腹痛肺熱而小便不利者可不用乎善讀書者先求之理毋泥其文

香附子

唐本注云香附交州者最大勝如棗

氣微寒　味甘　陽中之陰　無毒

入肺肝二經

潔古云味甘苦微寒氣厚於味陽中陰也快氣

東垣云香附子味甘微寒除胸中熱充皮毛治一

切氣并霍亂吐瀉腹痛腎氣膀胱冷消食下氣

海藏云後世人用治崩漏本草不言治崩漏圖經

云膀胱間連脇下時有氣妨皮膚瘙痒癮疹飲食

不多日漸瘦損常有憂愁心忪少氣以是知益氣

血之藥也方中用治崩漏是益氣而止血也又能逐去凝血是推陳也與巴豆能治泄瀉不止又能治大便不通同意總解諸鬱

丹溪云香附子必用童便浸凡血藥必用之以引至氣分而生血此陽生陰長之義也能引血藥至氣分而生血行中有補婦人之仙藥也故本草有久服益氣長鬚眉之說而俗謂其耗氣宜婦人不宜男子非矣蓋婦人以血爲事氣行則血無事老人精枯血閉惟氣是資小兒氣日充則形

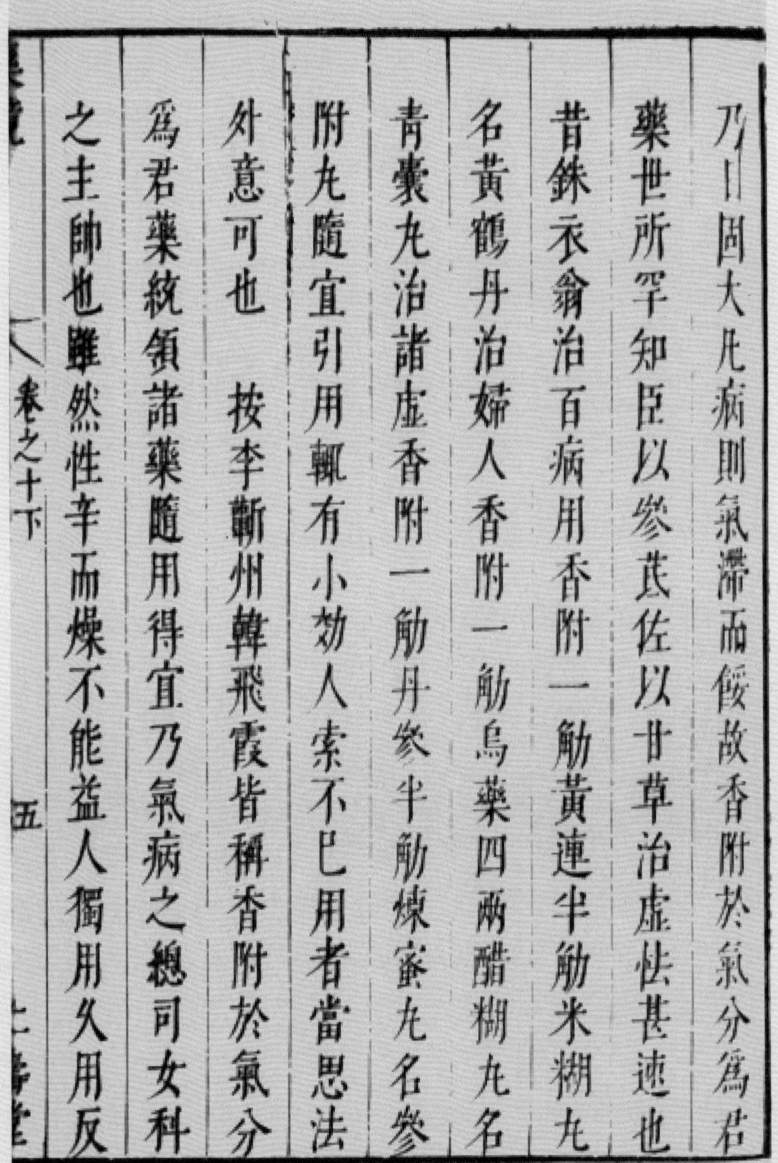

乃[illegible]固大凡病則氣滯而餒故香附於氣分爲君藥世所罕知臣以參芪佐以甘草治虛怯甚速也昔鉄衣翁治百病用香附一觔黄連半觔米糊丸名黄鶴丹治婦人香附一觔烏藥四兩醋糊丸名青囊丸治諸虛香附一觔丹參半觔煉蜜丸名參附丸隨宜引用輒有小効人索不巳用者當思法外意可也　按李蘄州韓飛霞皆稱香附於氣分爲君藥統領諸藥隨用得宜乃氣病之總司女科之主帥也雖然性辛而燥不能益人獨用久用反

能害血所述之功皆取其治標非取其治本也懼燥則以蜜炒之懼散則以醋炒之治氣疼尤妙生用下逆氣寬膨

延胡索

海藥云延胡索生奚國破產後惡露及兒枕病

氣溫　味辛　苦辛濕無毒

入手足太陰經亦入脾肝經氣攻胆外亦能消之

象云破血治氣月水不調小腹痛煖腰膝破癥瘕碎用

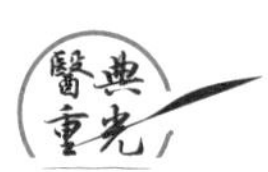

液云治心氣痛小腹痛有神主破血産後諸疾因血爲病者婦人月水不調腹中結塊崩漏淋露暴血上行因損下血

玄胡索行血中滯氣氣中血滯專理一身上下諸痛舒筋療疝妙不可言乃活血化氣第一品藥也

地骨皮

氣寒　味苦　陰也太寒　無毒

足少陰經　手少陽經　亦入腎三焦療在表無定之風邪主傳屍有汗之骨蒸

象云解骨蒸肌熱主風濕痺消渴堅筋骨去骨用

根皮

心云去肌熱及骨中之熱

珍云凉血凉骨

本草云主五内邪氣熱中消渴周痺風濕下胸脇氣客熱頭痛補内傷大勞嘘吸堅筋骨強陰利大

小腸

藥性論云根皮細剉麪拌煮熟呑之主腎家風益精氣

地骨皮洗莭熱眼遍體瘡疹

枸杞子

味甘　性平　無毒

入肺腎二經產甘州色紅潤圓小核少甘美者良

經曰熱中消渴周痺風濕堅筋骨隱居曰下氣除頭痛補勞傷強陰利大小腸甄權曰補精明目安神根名地骨皮味苦甘性寒功與子畧同專退骨蒸勞熱時珍曰以黃栢知母治下焦陰火致傷元氣枸杞地骨使精氣充而邪火自退　按素問曰

熱淫於内瀉以甘寒地骨皮是也精不足者補之以味枸杞子是也陶氏謂去家千里勿食枸杞指其強陽之功耳

食療云枸杞子治眼中風痒

葉煎代茶解消渴諸毒煩悶麪毒發熱

天南星

味苦辛　有毒

入肺脾二經

蜀漆爲使惡莽草畏附子乾薑生薑湯泡過入牛

胆中懸風處

陳藏器云主金瘡傷折瘀血取根擣敷傷處

日華子云味辛烈治撲損瘀血主蛇虫咬敷疥癬毒瘡經曰結氣積聚筋痿拘緩利水甄權曰疝瘕腸痛傷寒時疾強陰開竅曰中風痲痺痰氣堅積癰腫散血墮胎潔古曰痰火眩運東垣云破傷風口噤身強　按南星氣温而泄性緊而毒故能攻堅去濕與半夏同功然半夏辛而能守南星辛而不守其性烈於半夏故須牛胆製之

天南星欲其下行以黄栢引之　天南星今市人多以由跋小者似天南星但南星少柔膩肌細炮之易裂差可辨爾集驗方治四肢發厥虚風不省人事中風驚風天南星三錢京棗三枚水煎温服

圖經云天南星處處有之

薑湯泡煮七次用或研塡牯牛胆風乾逐年用曰胆星牛胆味極苦寒能引南星入肝折風熱痰涎甚効兼利南星之燥墜中風不語獨痰散跌撲卽凝瘀血利胸膈下氣破積醋調貼破腦傷風瘤突

額顱射加敷愈

半夏

陶隱居云今第一出青州吳中以白者爲佳不厭

陳久

氣微寒　味辛平　苦而辛　辛厚若輕陽中

陰也生微寒熟温有毒　消胸中痞去膈上痰

入足陽明經太陰經少陽經

本草云主傷寒寒熱心下堅下氣咽喉腫痛頭眩

胸脹欬逆腸鳴止汗消心腹胸膈痰熱滿結欬嗽

上氣心下急痛堅痞時氣嘔逆消癰腫墮胎療痿黄悦澤，同日生令人吐，熟令人下，用之須洗去滑令盡，用生薑等分製，能消痰涎，開胃建脾，射干爲之使，惡皂莢，畏雄黄、生薑、乾薑、秦皮、龜甲，反烏頭。藥性論云：半夏使，忌羊血、海藻、飴糖，柴胡爲之使。俗用爲肺藥，非也。止吐爲足陽明，除痰爲足太陰，小柴胡中雖爲止嘔，亦助柴胡能主惡寒，是又爲足少陽也，又助黄芩能去熱，是又爲足陽明也。往來寒熱在表裏之中，故用此有各半之意，本以治傷寒之寒熱所以名半夏經云腎主五液化爲五濕自入爲唾入肝爲泣入心爲汗入脾爲痰入肺爲涕有涎曰嗽無涎曰欬痰者因欬而動脾之濕也半夏能泄痰之標不能泄痰之本泄本者泄腎也欬無形痰有形無形則潤有形則燥所以爲流濕潤燥也

主治秘訣云性凉味辛苦氣味俱薄沉而降陰中陽也其用有四燥脾胃濕一也化痰二也益脾胃之氣三也消腫散結四也渴則忌之又云去痰用

半夏熱痰加黄芩風痰加南星胸中寒痰痞塞用
陳皮白术然多用則瀉脾胃
成聊攝云辛者散也半夏之辛以散逆氣以除煩
嘔辛入肺而散氣辛以散結氣辛以發音聲溪曰
主骨稜骨痛汪機曰脾胃濕熱涎化爲痰久則痰
火上攻自非半夏曷可治乎時珍曰目不得瞑白
濁夢遺帶下夫脾無濕不生痰故脾爲生痰之源
肺爲貯痰之器半夏主痰飲爲其體滑而味辛性
温也涎滑能潤辛温能散亦能潤故行濕而通大

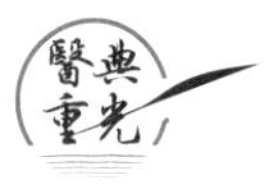

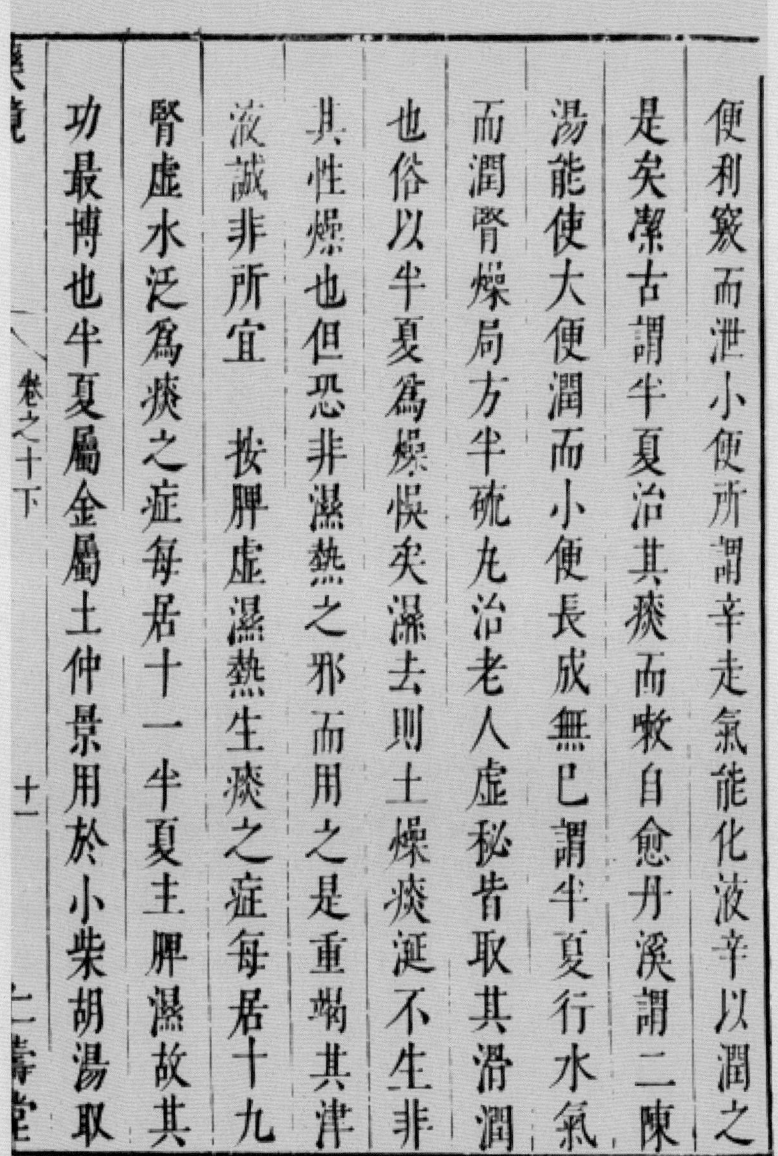

便利竅而泄小便所謂辛走氣能化液辛以潤之是矣潔古謂半夏治其痰而欬自愈丹溪謂二陳湯能使大便潤而小便長成無已謂半夏行水氣而潤腎燥局方半硫丸治老人虛秘皆取其滑潤也俗以半夏爲燥悞矣濕去則土燥痰涎不生非其性燥也但恐非濕熱之邪而用之是重竭其津液誠非所宜　按脾虛濕熱生痰之症每居十九腎虛水泛爲痰之症每居十一半夏主脾濕故其功最博也半夏屬金屬土仲景用於小柴胡湯取

其補陽明也豈非燥脾土之功　半夏今人惟知
去痰不言益脾盖能分水故也　又諸血証禁服
仲景傷寒渴者去之半夏燥津液故也又妊婦薑
炒用之
子母秘錄半夏治五絕一日自縊二日墻壁壓三
日溺水四日魘魅五日產乳以半夏爲末丸如豆
大塞鼻孔中愈
生薑甘草皂角礬同入水浸透煮乾切片作半夏
麹研末一斤入礬二兩拌薑汁揑作小餅楮葉褁

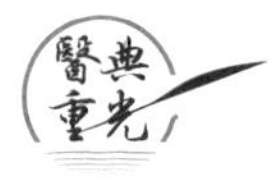

風際陰乾用片則力峻麪則力柔總治諸疾

草龍胆

隱居云龍胆出襄州今吳興者爲勝味苦故以胆名

氣寒　味大苦　氣味厚陰也　無毒

入肝胆二經

心云除下焦之濕及翳膜之濕

象云治兩目赤腫睛脹瘀肉高起疼痛不可忍以柴胡爲主龍胆爲使治眼中之病必用藥也主治

秘訣云性寒味苦辛氣味俱厚沉而降陰也其用有四除下部風濕一也除濕熱二也臍以下至足腫痛三也寒濕脚氣四也貫衆小豆爲使惡地黄防葵經曰驚癇邪氣殺蠱毒隱居曰去腸中小虫益肝胆甄權曰熱黄癖腫尸乾大明曰客忤疳氣明目治疥瘵古曰目黄及赤腫瘀肉東垣曰退肝經邪熱[illegible]焦濕熱瀉膀胱火時珍曰相火寄在肝胆瀉無補龍胆之益肝胆正以其瀉邪熱也大苦大寒能損胃中生發之氣反助火邪亦久服黄

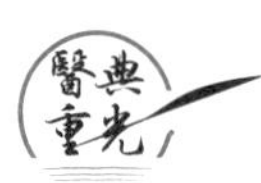

連反從火化之義也　按龍胆草大寒比天地之嚴冬萬卉彫落人身中詎可令此氣行乎先哲謂苦寒伐標宜暫不宜久如聖世不廢刑罰所以佐德意之窮恃而久用其敗也必矣

日華子云龍胆草治熱病狂語血虛健忘空服勿服令人溺遺

三稜

圖經云三稜今出河陜荆襄有之體重者佳

氣平　味苦　陰中之陽　無毒

入肺肝二經

象云治老癖癥瘕結塊婦人血脉不調心腹刺痛

須炮用　麸包火煨加醋復炒過用

珍云破積氣損真氣虚者勿用

液云治氣脹血脉不調補五勞通月經消瘀血色

白破血中之氣按三稜破氣有雷厲風行之勢

禹錫云破撲損瘀血

蓬莪茂

本草云蓬莪茂生西戎及廣南諸州根下並生一

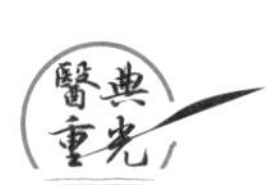

好一惡惡者有毒西戎人取之先放羊食羊不食者棄之黑色者佳　泡過醋炒用

氣温　味苦辛　無毒

象云治心膈痛飲食不消破痃癖氣最良炮用

本草云治婦人血氣丈夫賁豚治心腹痛中惡疰忤鬼氣霍亂冷氣吐酸水解毒飲食不消酒研服

液云色黑破氣中之血入氣藥發諸香雖爲泄劑亦能益氣故孫用和治氣短不能接續所以大小七香丸集香丸散及湯内多用　按蓬莪茂性甚

猛峻虚人禁之乃大全謂氣短不能續者用之過

矣即大小七香丸集香丸都用以理氣豈用以補

氣乎

白豆蔻

圖經云白豆蔻出伽古羅國其氣天香去殼研細

用 原出外番 今生兩廣

氣熱　味大辛　味薄氣厚陽也　辛大温

無毒

入手太陰經

珍云主積冷氣散胸中滯氣寬膈止吐逆治反胃消殼下氣進食去皮用

心云專入肺經去白睛瞖膜紅者不宜多用

本草云主積聚冷氣止吐逆反胃消殻下氣

液云入手太陰別有清高之氣上焦元氣不足以此補之　按豆蔻開氣甚速終是辛散服之不已令人元氣暗消猶喜其香快而不覺反成痼疾君以參耆庶得相成

肉豆蔻

圖經云肉豆蔻出胡國今嶺南人家種之圓小皮

紫緊薄

氣温　味辛　無毒　入手陽明經

本草云主鬼氣温中治積冷心腹脹痛霍亂中惡冷疰嘔沫冷氣消食止泄小兒傷乳霍亂　宗奭曰多服泄氣丹溪曰屬金與土日華稱其下氣以脾得補而善運氣自下也非若陳皮香附之泄時珍曰暖脾胃固大腸　按肉豆蔻即肉菓辛中殊帶澁故能固腸有未去之積者不可先以此澁之

廣志云肉豆蔻主心腹脹痛赤白痢疾米醋調麪

裹之置灰中煨令黄焦

草豆蔻

氣熱　味大辛　陽也辛温無毒

入足太陰經陽明經

象云治風寒客邪在胃口之上善去脾胃客寒心

與胃痛麪包煨熟去麪用

珍云去脾胃積滞之寒邪止心腹胃脘之脹痛

本草云主温中心腹痛嘔吐去口臭氣下氣脹满

短氣消酒進食止霍亂治一切冷氣調中補胃健

脾亦能消食

日華子云磨積塊破血瘀散結溫中

紅豆

氣温　味辛　無毒

本草云主腸虚水瀉心腹絞痛霍亂嘔吐酸水解

酒毒不宜多令人舌粗不能飲食

液云是高良薑子用紅豆復用良薑如用官桂復

用桂花同意

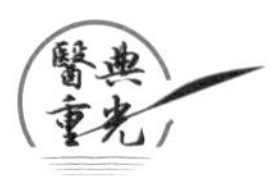

禹錫云紅豆蔻治嵐瘴霧氣善解酒毒

縮砂

藥性論云縮砂出波斯國温脾煖胃善治奔豚

氣温　味辛　無毒

入手足太陰經陽明經太陽經

足少陰經

象云治脾胃氣結滯不散主勞虚冷瀉心腹痛下

氣消食

本草云治虚勞冷瀉宿食不消赤白泄痢腹中虚

痛下氣

液云與白檀豆蔻爲使則入肺與人參益智爲使則入脾與黄蘗茯苓爲使則入腎與赤白石脂爲使則入大小腸

丹溪云縮砂安胎止痛行氣故也

按韓飛霞云腎惡燥以辛潤之縮砂之辛以潤腎燥又屬土主醒脾引諸藥歸宿丹田香能和合五臟中和之氣故蒸地黄用之取其達下也然好食不休反伐胃氣　止吐瀉安胎化酒食之劑温脾

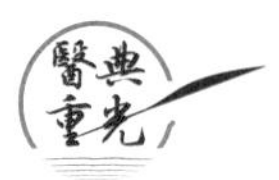

胃下氣通結滯之品

黑附子　冬月採爲附子春月採爲烏頭

氣熱　味大辛　純陽　辛甘溫大熱有大毒

通行諸經引用藥

入手少陽經三焦命門之劑

本草云主風寒欬逆邪氣溫中金瘡破癥堅積聚

血瘕寒濕踒躄拘攣膝痛脚疼冷弱不能行步腰

脊風寒心腹冷痛霍亂轉筋下痢赤白堅肌骨強

陰墮胎爲百藥之長通行諸經地胆爲使惡蜈蚣

畏人參甘草黃耆防風黑豆綠豆童便忌豉汁每隻重兩許臍正底平頂短節少肉不腐皮不皺者佳童便浸三日去皮臍切作四塊甘草湯浸三日濕紙裹煨熱灰中小半日

成聊攝云附子之辛溫固陽氣而補胃又云濕在經者逐以附子之辛熱又云辛以散之附子之辛以散寒

潔古云黑附子其性走而不守亦能除胸中寒共以白术爲佐謂之术附湯除寒濕之聖藥也治濕

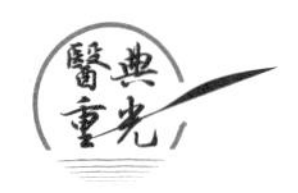

藥中宜少加之通行諸經引用藥也及治經閉主
治秘訣云性太熱味辛甘氣厚味薄輕重得宜可
升可降陽也其用有三去藏府沉寒一也補助陽
氣不足二也温煖脾胃三也然不可多用慢火炮
製去皮臍用又云附子熱氣之厚者乃陽中之陽
故經云發熱又云非附子不能補下焦之陽虚
東垣云黑附子味辛甘温大熱純陽治脾中大寒
土虚寒欬逆温中又云散藏府沉寒其氣亦陽補
諸不足不宜多用經曰壯火食氣故也用之則須

以甘草緩之辛熱以温少陰經以温陽氣散寒發

陰必以辛熱濕淫所勝腹中痛用之補虛勝寒蚍

動胃虛則氣壅滿甘令人中滿去术加此補陽散

壅

海藏云附子入手少陽足少陰三焦命門之劑其

浮其沉無所不至味辛大熱爲陽中之陽故行而

不止非若乾薑止而不行也非身表凉四肢厥者

不可僭用如用之者以其治四逆也

附子行義論五等同一物以形像命名而爲用至

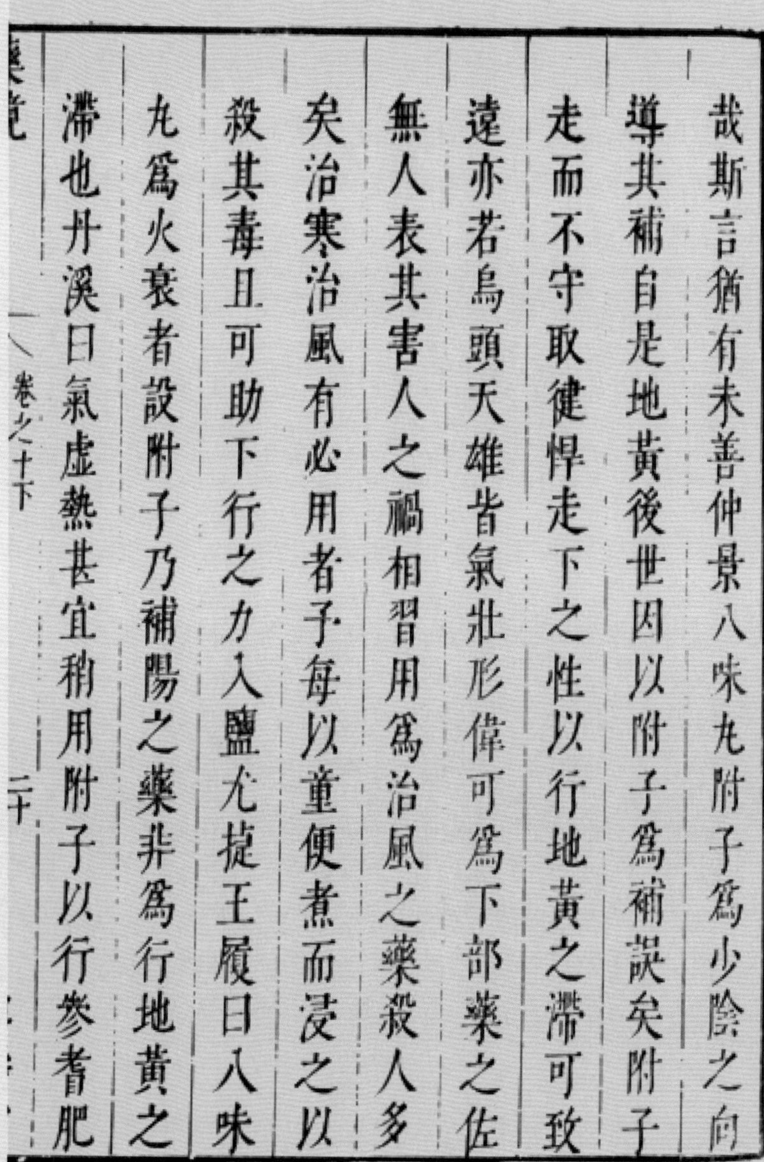

哉斯言猶有未善仲景八味丸附子爲少陰之向導其補自是地黄後世因以附子爲補誤矣附子走而不守取健悍走下之性以行地黄之滯可致遠亦若烏頭天雄皆氣壯形偉可爲下部藥之佐無人表其害人之禍相習用爲治風之藥殺人多矣治寒治風有必用者予每以童便煮而浸之以殺其毒且可助下行之力入鹽尤捷王履曰八味丸爲火衰者設附子乃補陽之藥非爲行地黄之滯也丹溪曰氣虚熱甚宜稍用附子以行參耆肥

人多濕亦宜之虞摶曰禀雄壯之質有斬關之能引補氣藥以追散失之元陽引補血藥以養不足之真陰引發散藥以驅在表風邪引溫煖藥以除在裏寒濕集驗曰腫因積生積既去而腫再作若再用利藥小便愈閉醫多束手蓋中下焦氣不升降爲寒所隔惟服附子小便自通吳綬曰傷寒傳變三陰及中寒夾陰身雖大熱而脉沉者必用之厥冷腹痛脉沉而細脣青囊縮者急用之有起死回生之力近世往往不敢用直至陰極陽竭而後

議用雖用遲矣時珍曰陰毒寒疝中寒中風痰厥
氣厥柔痓癲癇胃厥頭痛暴瀉脫陽脾泄久痢寒
瘧瘴氣嘔噦噎膈癰疽不斂小兒慢驚痘陷灰白
陽虛血症腦泄耳鳴夫陰寒在下虛陽上浮治之
以寒則陰氣益甚治之以熱則拒而不納熱藥冷
飲病氣隨愈東垣治馮翰林姪面赤目赤煩渴引
飲脉來八至按之則散用薑附人參服至半觔而
愈按附子大熱之藥補火必妨水豈宜輕用然有
真寒非此不救但居恒能熟審可用不可用之故

則臨症明决不至蜓惑輿妄投矣如六脉沉遲或細微欲絕或兩尺細軟或雖洪數按之如無重衣厚被喜見日光入室登床惡當風雨情懆懆不樂目䀮䀮不明晝見夜伏夜見晝伏虛症蜂起不時而動或日則稍輕遇夜乃重或天温畧減遇冷偏增雖面紅目赤發熱燥渴若復喜手按口畏冷飲小便自利足膝俱寒謂之內真寒而外假熱陰盛格陽也以上數端必須附子方可回生苟無前症率莽輕投殺人速於用刃志仁壽者能不悚然懼

平瑣碎錄言北方極寒民啖附子如啖芋栗地氣使然不可爲例

外臺秘要云附子療半身不遂偏風頭痛

去皮臍先將薑汁鹽水各半盞入砂礶緊煮七沸次用甘草黄連各半盞加童便緩煮一時伏地内一宿晒乾收用乃烏頭傍出故曰附子孕婦誤服墮胎

烏頭

本草云烏頭莽草爲之使及半夏貝母白斂白芨

惡藜蘆

氣熱　味大辛　辛甘大熱　有大毒行諸經

象云治風痺血痺半身不遂行經藥也慢火炮拆

去皮用

本草云主中風惡風洗洗出汗除寒濕痺欬逆上

氣破積聚寒熱消胸上痰冷食不下心腹冷疾臍

間痛肩脾痛不可俛仰目中痛不可久視墮胎其

汁煎之名射罔殺禽獸

主治秘訣云性熱味辛甘氣厚味薄浮而升陽也

其用有六除寒疾一也去心下痞堅二也温養藏府三也治諸風四也破積聚滯氣五也感寒腹痛六也

東垣云烏頭味辛甘温大熱純陽主中風除寒濕痺行經散風邪不宜多用長者名天雄助陽退陰除風寒濕痺歷節痛　尖者名烏頭

液云烏附天雄側子之屬皆水浸炮製去皮臍用之多有外黄裏白劣性尚在莫若乘熱切作片子再炒令表裏皆黄内外一色劣性皆去却爲良也

世潔古云非天雄不能補上焦之陽虛

月令云三月採烏頭立春生者乃謂烏頭附子頂圓正烏頭頂歪製與附子同

孫兆口訣治傷寒陰毒手足逆冷

甘遂

本草云甘遂生中山川谷赤皮者勝

氣大寒　味苦甘　甘純陽　有毒

本草云主大腹疝瘕腹滿面目浮腫留飲宿食破堅消積利水穀道下五水散膀胱留熱皮中痞熱氣腫滿瓜蔕爲使惡遠志反甘草

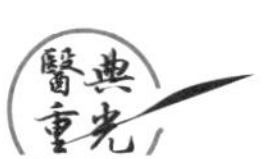

液云可以通水而其氣直透達所結處

衍義云此藥專於行水攻决爲用入藥須斟酌用

之

珍云若水結胸中非此不能除

楊氏云甘遂治腹滿大小便不利氣急

大戟

本草云大戟生常山今近道處處皆有之才曰反

甘草畏菖蒲蘆葦鼠屎

成聊攝云苦以泄之甘遂大戟之苦以泄水水者

腎所主也

潔古云大戟味苦甘寒陰中微陽也瀉肺氣却能損真氣

海藏云此澤漆根也與甘遂同爲泄水之藥濕勝者以苦燥除之

本草云大戟味苦能墮胎

時珍云大戟得棗即不損脾

處處生春發紅芽入藥惟揀正根傍附誤煎令泄難禁

葶藶

本草云惡殭蚕石龍芮葶藶生曹州今近道有之

東垣云葶藶苦㸐寒與辛酸同用以導腫氣

海藏云葶藶仲景用苦者餘方或有用甜者或有不言甜苦者大抵苦則下泄甜則少緩量病虛實

丹溪云葶藶屬火與水性急善逐水病人稍虛者宜遠之其殺人甚速

本草云葶藶治癥瘕積聚結氣飲食寒熱破堅逐邪通利水道療肺久病面目浮腫

隔火紙文炒逐膀胱留熱消面目浮腫瀉肺喘難

眠痰咳不已

茴香

圖經云茴香今出廣南番舶者佳

氣平　味辛　無毒

入手足少陰經太陽經藥

象云破一切臭氣調中止嘔下食炒黃色碎用

本草云主諸瘻霍亂及蛇傷又能治腎勞㿗疝氣

開胃下食又治膀胱陰痛脚氣少腹痛不可忍

液云茴香本治膀胱藥以其先丙故云小腸也能潤丙燥以其先戊故從丙至壬又手足少陰二藥相合以開上下經之通道所以壬與丙交也

孫眞人云治瘴瘧渾身熱連背項茴香擣取汁服鹽酒浸透炒開胃止嘔下食調餌止臭生香助陽氣之虛補命門不足

紅藍花

紅藍花生梁漢及西域今處處有之

氣温　味辛　辛而甘温苦　陰中之陽　無毒

象云治産後口噤血暈腹内惡血不盡絞痛破留血神劾搓碎用少用則入心養血

心云和血與當歸同用

珍云入心養血謂苦温爲陰中之陽故入心

本草云主産後血暈胎死腹中並酒煮服亦主蠱毒下血其苗生擣傳遊腫其子吞數粒主天行瘡子不出其胭脂主小兒聤耳滴耳中仲景治六十二種風兼腹中血氣刺痛用紅花一大兩分爲四分酒一大升煎強半頓服之　散腫按血生於心

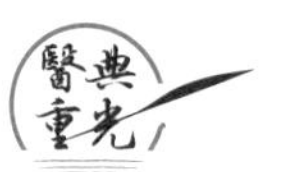

藏於肝屬於衝任紅花與之同色故主用同類相親也多則行血少則養血

藿香

本草云藿葉香心腹痛吐逆最要藥也專辟瘴邪

氣微温　味甘苦　陽也甘苦純陽　無毒

入手足太陰經

象云治風水去惡氣治脾胃吐逆霍亂心痛去枝梗用葉

心云芳馨之氣助脾開胃止嘔

珍云補衛氣益胃進食

本草云主脾胃嘔逆療風水毒腫去惡氣療霍亂

心痛温中快氣酒口臭上焦壅煎湯漱口入手足

太陽入順氣烏藥則補肺入黄芪四君子湯補脾

市家多以綿花葉假充不可不辨但氣不香

茺蔚子 一名益母

隱居云茺蔚子今處處有之九月採

味辛甘 微寒 無毒

主明目益精其莖主癮疹痒可作浴湯治産後血

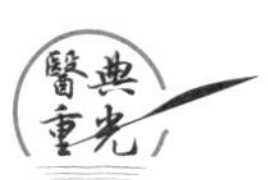

服苗葉同功

丹溪云益母草治産前産後諸疾行血養血難産作膏服良苗葉莖根花實並皆入藥陰乾用活血行氣有補陰之功故名益母凡婦人經脉不調胎産一切血氣諸病並皆治之又絞汁服主浮腫下水子𣎴腹中乳癰疔腫蛇毒

廣濟方云療小兒疳痢茺蔚子末服之

艾葉　蘄州者良

端午收氣味花俱足子除目翳葉洗癮疹

潔古云艾葉苦陰中之陽温胃主灸百病逐寒濕

治吐血衄血下痢赤白婦人漏血安胎止腹痛久

服致火上衝中病即止

丹溪云艾屬火而有水生寒熱温生搗汁服可止

血本草止言其温不言其熱其性入火灸則氣下

行入藥服則氣上行世人喜温令婦人欲子者率

多服之及其毒發何嘗歸咎於艾惜哉予考圖經

而黙有感於其中也故云取陳久者入木臼内搗

熟羅其滓取白者再搗至柔軟如綿用

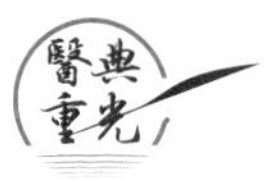

荊楚歲時記端午四方百姓採艾懸置戶中辟毒疫午時收採乾存治灸發背癰疽諸症

蘭葉

本草云蘭葉無毒辟不祥通神明

東垣云蘭葉味辛平其氣清香生津止渴益氣潤肌肉内經云消渴治之以蘭是也消渴証非此不能除胆瘅必用

丹溪云蘭稟金水之清氣而似有火人知其花香之可貴而不知爲用之方盖其葉能散久積陳鬱

之氣甚有力入藥煎者用之東垣方中嘗用矣

澤蘭

圖經云澤蘭生汝大澤傍今河中府皆有之

味苦　性微温　無毒

入肺脾二經

經曰癰腫瘡膿

甄權曰頻産成勞血瀝腰痛大明曰主産前後百病通九竅利關節養血氣破宿血消癥瘕鼻血吐血頭風目痛　按脾喜芳香肝宜辛散脾氣舒則

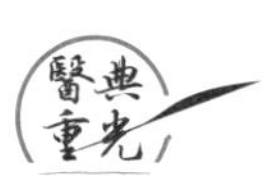

三焦通利而正氣和肝鬱散則榮衛流行而病邪

解行血而不推蕩補血而不膩滯故爲産科聖藥

日華子云澤蘭消撲損瘀血

理治産百病淹纏消濕中四肢浮腫

香薷　一名石香葇

本草云香薷調中温胃脹滿腸鳴

味辛　性微温　無毒

入肺胃二經硬梗石生者良

隱居曰霍亂腹痛大明曰下氣除煩熱丹溪曰屬

金與水有徹上徹下之功解暑利小便治水甚捷肺得之清化行而熱自降也時珍曰世醫治暑以香薷爲首然暑有乘凉飲冷陽氣爲陰邪所遏頭痛發熱惡寒煩燥口渴或霍亂吐瀉宜用此以發越陽氣若勞役斵喪之人傷暑大熱大渴汗泄如雨煩燥喘促或吐或瀉乃内傷之症必用東垣清暑益氣湯人參白虎湯以瀉火益元可也若用香薷是重虛其表而又濟之以熱矣氣虛者尤不可服今人不問有病無病謂能辟暑槩用代茶真癡

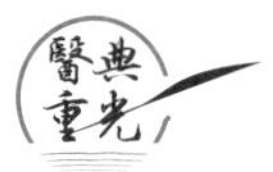

前說夢也性温不可熱服反致吐逆冷服則無拒

格之患　按香薷治水腫甚捷今人罕知用者深

師薷术丸胡居士香薷煎皆有神功不誣也

去口臭有撥濁回清之妙脾得之鬱火一降氣不

上焉

牛膝

經云牛膝生河内川谷今江淮閩粤關中有之高

三尺莖紫節大者爲雄青細者爲雌藥喜雄者

味苦酸　性平　無毒

人肝腎二經惡螢火龜甲陸英畏白前白蘚皮忌

牛肉産川中長三尺而肥潤者良酒浸用

經曰寒濕痿痺膝痛逐血氣墮胎隱居曰主男子

陰消老人失溺補中續絕益精塡骨髓除腦痛腰

脊痛月水不通大明曰排膿止痛血暈落死胎宗

奭曰卷竹木刺入肉好古曰強筋補肝丹溪曰牛

膝能引諸藥下行時珍曰五淋尿血莖中痛下痢

喉痺口瘡齒痛癰腫折傷　按牛膝爲陰能降而

不能升脚虛下陷因而腿膝濕腫或痛者大非所

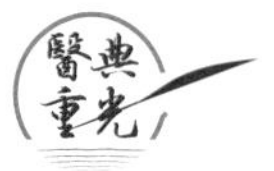

宜

崔元亮云牛膝根治瘧

經驗方牛膝治消渴不止下元虛損胞衣不出

老瘧弗愈单煎尿胷溢疼酒煮同麝香墮胎甚捷

引諸藥下足如奔

萆薢

經云萆薢生河陝荆蜀者佳

味苦甘　性平　無毒

入胃肝腎三經薏苡爲使畏葵根大黄後胡前胡

牡蠣忌牛肉

經云腰脊痛風寒濕痺惡瘡隱居曰主陰痿失溺甄權曰腰痛久冷膀胱宿水大明曰補水臟堅筋骨益精明目楊子建曰小便頻莖内痛必先大腑熱閉水液只就小腸大腑愈加乾竭甚則身熱心之因貪酒色積有腐物瘀血隨虛入於小腸故痛不飲酒者必過食辛熱葷膩又因色傷而然此便頻而痛與淋症澁而痛者不同宜萆薢一兩水浸少時鹽半兩同炒去鹽爲末每服三錢水一盞煎

八分和滓服使水道轉入大腸仍以葱湯頻洗穀道令氣得通則小便數及痛自減也時珍曰厥陰主筋屬風陽明主肉屬濕萆薢去風濕所以治諸病之屬風濕者萆薢菝葜土茯苓三物形雖不同主治相倣豈一類數種乎　按腎受土邪則水衰肝挾相火而凌土濕得萆薢以滲濕則安土其位水不受侮矣

廣利方萆薢療丈夫腳腰痺緩急行履不穩者合杜仲等分煎服

又名冷飯團治楊梅瘡愈而復發或結毒筋骨痛用萆薢三兩皂角刺牽牛各一錢水六碗煎一半温服不數劑瘥

菊花

陶隱居云菊花南陽酈縣最多惟色黄味廿者佳

苦不入藥

苦而廿寒　無毒

心云去翳膜明目

今云養目血

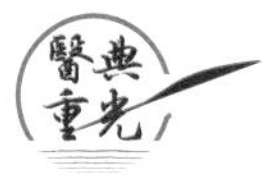

藥性論云使治身上諸風

日華子云治四肢遊風利血脉心煩胸膈壅悶

東垣云甘菊花治頭風頭眩明目

丹溪云甘菊花屬金而有水與土大能補陰須是

味甘莖紫者若山野間味苦莖青者勿用大傷胃

氣蓮戒之其苗可蔬葉可啜花可餌根實可藥囊

之可枕釀之可飲自本至末罔不有功

肘後方治疔腫垂危用菊葉一握搗絞汁一升入

口即活冬用根

變老皓白成烏同地黄釀酒解醉昏迷易醒共葛

花煎湯

百合

本草云百合生荆州川谷今近道處處有之

氣平　味甘　無毒

本草云主邪氣腹脹心痛利大小便補中益氣除

浮腫臚脹痞滿寒熱遍身疼痛及乳難喉痺止涕

甄權曰百邪鬼魅涕泣不止心下急痛脚氣熱欬

大明曰安心定胆益志治顛邪狂叫驚悸産後血

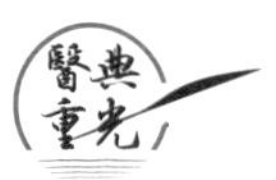

狂運殺蠱毒腸癰乳癰發背諸瘡腫

潔古曰温肺止嗽　按金匱要畧云行住坐卧不定如有神靈謂之百合病取百合治之由是觀之則其安神逐祟之功具可想見野團數云久服使人心志歡和不憂不懼命名之義或因乎此

仲景治百合病百合知母湯百合滑石代赭石湯有百合雞子湯百合地黄湯或百合病已經汗者或未經汗者下吐者或病形如初或病變寒熱並見活人書治傷寒腹中疼百合一兩炒黄爲末米

飲調

何首烏

本草云首烏出順州南河縣今嶺外江南諸州皆

有赤者雄白者雌赤白宜並用

味苦澁　性微温　無毒

入肺腎二經茯苓爲使忌諸血無鱗魚蘿蔔葱蒜

鐵器選大者赤白合用泔浸過同黑豆九蒸晒

開寶曰瘰癧癰疽頭面風瘡五痔心痛益血氣黑

髭髪悦顔色長筋骨益精髓産帶諸疾大明日療

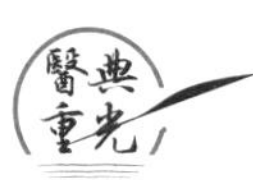

一切宿疾令人有子時珍曰不寒不燥功在地黄天門冬之上氣血太和則百病不作　按何首烏觀其藤夜交遂能變白則其補陰之功可想見矣味澁能固精氣性温能壯陽道讀李遠附錄及休糧讚何首烏傳信知其非常物也赤者屬血白者屬氣宜活用之

經驗方云何首烏治軟骨風腰膝疼遍身瘙痒

菖蒲

本草云菖蒲生蜀郡嚴道九節者良

味辛　性温　無毒

入心肝二經

秦皮秦艽爲使惡地胆麻黄忌飴糖羊肉勿犯鐵

令人吐石生一寸九節者良去毛微炒

經曰風寒濕痺欬逆上氣開心孔通九竅明耳目

出音聲温腸胃瓺權曰耳鳴頭風殺諸虫疥癩鬼

氣好古曰心積伏梁士[illegible]口下痢噤口雖是肝虛

亦熱氣閉隔心胸所致用木香失之温用山藥失

之閉惟參苓白术加菖蒲米飲服之自然思食

按服食家盛陳菖蒲之功却百病而得永年觀其隆冬不彫盛暑不萎浣去泥土惟以水浸生長不息經歲繁茂則其得天地清陽之氣最多亦神物也然辛散之性虛人用之須有君有臣爲妥不宜獨用耳

禹錫云菖蒲治小兒温瘧聰明益智

扁鵲云中惡卒死鬼擊尸厥人卧不寤菖蒲末吹鼻中桂末内舌下生根絞汁灌之立瘥

細末鋪席卧治遍身痒痛瘡瘍遠志和丸服開誦

讀萬言記性

遠志

本草云遠志生太山川谷河陜亦有之色黄肥潤

爲隹

味苦　性温　無毒

入腎經畏珍珠藜蘆蜚蠊齊蛤殺附子毒用甘草

湯浸去木焙乾

經曰補不足除邪氣利九竅益智慧耳目聰明不

忘強志倍力隱居曰利丈夫定心氣止驚悸去膈

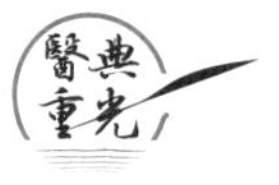

氣甄權曰堅陽道好古曰腎積奔豚時珍曰遠志入腎非心經藥也專於強志益精治善忘精與志皆腎所藏也精不足則志衰不能上通於心故善忘靈樞經曰腎藏精精合志腎盛怒而不止則傷志志傷則喜忘又云人之善忘者上氣不足下氣有餘腸胃實而心肺虛虛則榮衛留於下久之不以時上故善忘也三因方遠志酒治癰疽亦補腎之力耳按遠志味中姝辛故能下氣而走補厥陰

日華子云遠志禁猪肉冷水生葱菜

經曰以辛補之此水木同源之義前古未發也

苗名小草禁虛損夢魘精遺

蓯蓉

陶云肉蓯蓉代郡鴈門及隴西爲最

氣温　味甘鹹酸　無毒

本草云主五勞七傷補中除莖中寒熱痛養五臟强陰益精氣多子婦人癥瘕除膀胱邪氣腰痛止痢久服輕身

液云命門相火不足以此補之

丹溪云屬土而有水與火能峻補精血驟多用之則反滑大腸酒浸一宿刷去浮垢劈破去中心白膜酥炙用

根名鎖陽強陰益精養筋潤燥治痿弱可代蓯蓉大便燥結者勿用

治男子絶陽不興療女人絶陰不產

五加皮

本草云五加皮遠志爲之使畏玄參生漢中

味辛苦氣温微寒無毒酒洗用

主風濕痺痛痿躄壯筋骨補中益精消瘀血在皮

肌釀酒服治風痺四肢攣急

日華子云明目治中風骨筋攣急補五勞七傷

山澤多生隨處俱有五葉作叢爲良三四葉次扶

男子陽痿不舉去女人陰痒陰瘡

蘆根

隱居云蘆根掘取甘辛者其露出及浮水中者不

堪用也

氣寒　味甘

本草云主消渴客熱止小便金匱玉函治五噎膈

氣煩悶吐逆不下食蘆根五兩剉水三盞煮二盞

去柤無時服

葛洪云蘆根無毒解中魚蟹

補骨脂即破故紙

圖經云補骨脂生波斯國不及番舶上來者最佳

味苦辛氣大温無毒酒浸一宿蒸半日用

主男子傷勞陽衰腎冷精流腰痛膝寒囊濕縮小

便多止腎虛瀉痢及婦人血氣痛

本草云補骨脂墮胎惡甘草

凡氣病用氣藥不効者氣之所藏無以收也方中用此能使氣升降而歸於腎藏也

骨碎補

圖經云骨碎補生江南淮浙陜西州郡有之

味苦氣温無毒酒浸去毛用

主破血止血補傷折骨碎療骨中毒風氣血疼痛

陳藏器云治五勞六極兩手不收悉能除之

開元皇帝以其治傷折補骨碎故作此名耳

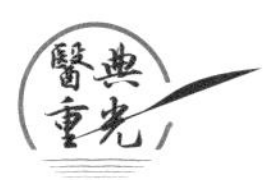

黃精

永嘉記云黃精出松陽永寧縣

味甘氣平無毒单服九蒸九曝入藥生用

主補中益氣安五臟除風濕下三屍虫久服耐寒暑不饑博物志云太陽之草名曰黃精服之可以長生

蕭炳云黃精氣寒

道藏經云黃精黃精復久長生髮白更黑齒落重生

胡麻 一名巨勝子

味甘氣平擇如油麻紫色者酒洵炒用

補五臟益氣力長肌肉堅筋骨療疥癬及浸淫惡

瘡

日華子云胡麻生上黨催生落胞逐風濕氣

蘇恭云胡麻壓取油治天行熱秘腸結

生者嚼塗瘡腫禿髮落亦重生

兎絲子

本草云兎絲子生朝鮮川澤得酒良薯蕷松脂爲

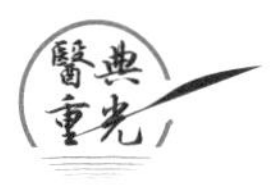

之使惡雚菌

味辛甘氣温無毒酒洗曝乾再浸再曝九次杵末

用

主腰痛膝冷添精補髓明目强陰堅筋骨續斷傷

益氣力療莖中寒泄精遺溺久服延年

藥性論云兎絲子治男子女人虚冷熱中消渴補

五勞七傷鬼交泄精

决明子

本草云决明子黄蓍爲之使惡大麻子今處處有

之

味鹹苦氣微寒無毒園中種之蛇不敢入

主頭風目疾青盲赤白瘴翳止鼻洪除肝熱久服

益精光　爲末水調貼顖門止鼻衄貼太陽止頭

疼治頭風作枕數腫毒水調

鼠黏子

隱居云牛蒡子無毒牛好食其根故名

氣平　味辛　辛温

牛蒡子一名惡實潔古云主風腫毒利咽膈吞一

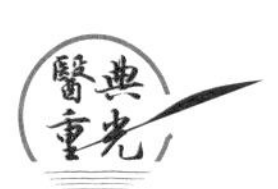

粒可出癰疽頭主治秘訣云辛溫潤肺散氣搗碎用之

東垣云味辛平甘溫主明目補中及皮膚風通十二經葉及根主尿血黃疸瘧痢搗汁和酒服

張仲景療傷寒寒熱汗出中風面腫能治痘毒

車前子

陶隱居云車前人家及路邊甚多一名芣苢詩云采采芣苢是也

氣寒　味甘鹹　無毒

象云主氣癃閉利水道通小便除濕痺肝中風熱

衝目赤痛

本草云主氣癃止痛利水道通小便除濕痺男子傷中女子淋瀝不欲食養肺強陰益精令人有子

明目治目熱赤痛輕身耐老

蕭炳云車前養肝今出開州者爲佳

東垣云能利小便而不走氣與茯苓同功

蕘花

本草云蕘花生咸陽川谷

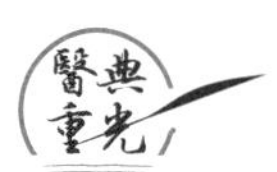

氣微寒　味苦辛　有毒

本草云主傷寒溫瘧下十二水破積聚大堅癥瘕蕩滌腸胃中留癖飲食寒熱邪氣利水道療痰飲

欬嗽　體虛禁用

衍義云仲景以蕘花治利者以其行水也水去則利止其意如此用時斟酌不可太過與不及也仍察其須有是證方可用之仲景小青龍湯若微利去麻黃加蕘花如鷄子熬令赤色用之盖利水也

禹錫云蕘花雍州者好治喉中腫滿痰癖氣塊

前胡

隱居云前胡舊不著所出今吳興者爲勝

氣微寒　味苦　無毒

入肺脾胃大腸四經使畏惡俱同柴胡皮黑肉白北地者爲勝

隱居曰痰滿氣結大明曰霍亂轉筋喘嗽安胎小兒痛氣下食普濟云治小兒夜啼時珍曰前胡主降與柴胡純陽上升者不同長於下氣氣下則火降痰亦降矣

按前胡雖痰氣要藥惟火因風動者宜之不爾無功亦戕沖和之氣

旋覆花

圖經云旋覆花生平澤川谷

氣微溫　味醎甘　冷利有小毒

本草云主補中下氣消堅軟痞消胸中痰結唾如膠漆臍下膀胱留飲利大腸通血脉發汗吐下後心下痞噫氣不除者宜此

仲景治傷寒汗下後心下痞堅噫氣不除旋覆代

𭴰湯

胡洽治痰飲兩脇脹滿旋覆花丸用之尤佳

一名金沸草也衍義云行痰水去頭目風亦走散

之藥病人涉虛者不宜多服利大腸戒之

日華子云旋覆花明目去膂職

款冬花

本草云款冬花生上黨水傍

氣温　味甘辛　純陽　無毒

入肺經

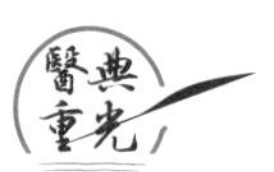

珍云温肺止嗽

本草云主欬逆上氣善喘喉痺諸驚癇寒熱邪氣消渴喘息呼吸杏仁爲之使得紫菀良惡皂甲硝石玄參畏貝母辛夷麻黄黄耆黄芩黄連青葙

藥性論云君主療肺氣心促急熱之勞咳連連不絶涕唾稠黏肺痿肺癰吐膿

日華子云潤心肺益五臟除煩補勞劣消痰止嗽肺痿吐血心虚驚悸消痰

按欵冬賦云氷凌盈谷雪積披厓顧見欵冬煒然

華艷故好古以爲純陽則其主用皆辛温開豁之力也

東垣云佛耳草酸熱治寒嗽及痰涎除肺中寒大升肺氣少用款冬花爲使過食則損目

紫菀

本草云紫菀以款冬爲之使惡天雄瞿麥雷丸遠志畏茵陳蒿

味苦辛　性平　無毒

入肺經去頭洗淨蜜水焙

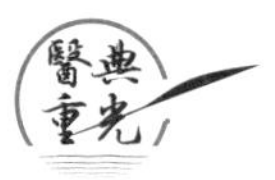

經曰欬逆上氣安五臟

隱居曰欬吐膿血止喘補虛小兒驚癇甄權曰屍疰虛勞百邪鬼魅大明曰消痰止渴好古曰主息賁　按紫菀以牢山所出根如北細辛者良沂兗以東皆有之今多以車前旋覆根赤土染過僞之不知紫菀爲肺家要藥肺本自亾津液僞者反走津液爲害滋甚謹之

蜀漆

本草云蜀漆生益州川谷惡貫衆

氣微温　味辛　純陽　辛平　有毒

東垣云蜀漆破腹中癰瘕堅結痞氣積聚邪氣主

瘴鬼久瘧不瘥又云蜀漆洗去腥與苦酒同用以

導胆

海藏云火邪錯逆加蜀漆之辛以散之

常山　蜀漆苗也

本草云常山生益州川谷忌葱菘菜

味苦辛氣寒有毒如鷄骨者佳醋煮用

主吐瘧疾凡瘧家多蓄痰涎黄水或停瀦心下或

結癖脇間乃生寒熱法當吐痰逐水常山逐痰無處不攻故爲截瘧要藥但須用於發散表邪及提出陽分之後神妙立見

丹溪云常山屬金而有火與水性暴悍善驅逐能傷真氣功不掩過者也病者稍近虛怯勿用也雷公有云老人與久病人切忌之

蕭炳云常山同甘草吐瘧

草菓

味辛氣温無毒皮黑皺者佳去殼用

主消宿食除脹滿去心腹冷痛温中截瘧辟山嵐瘴氣止霍亂惡心

東垣云草菓仁温脾胃而止嘔吐治寒濕寒痰之藥也

山豆根

本草云山豆根生劍南山谷無毒治腹脹滿喘悶

味苦氣寒磨入藥内用

主解諸毒消瘡腫治咽喉痛

連翹

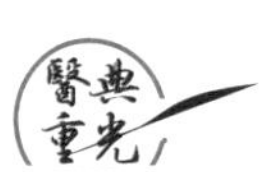

圖經云連翹今河中岳州有之

氣平　味苦　苦微寒氣味俱薄陰中陽也

無毒

手足少陽經陽明經藥

象云治寒熱瘰癧諸惡瘡腫除心中客熱去胃中

虫

本草云主寒熱鼠瘻瘰癧癰腫癭瘤結熱蠱毒去

寸白虫

潔古云連翹性凉微苦氣味俱薄輕清而浮升陽

也其用有三瀉心經客熱一也去上焦諸熱二也瘡瘍須用三也

東垣云連翹十二經瘡藥中不可無乃結者散之之義能散諸經血結氣聚此瘡瘍之神藥也又云諸經客熱非此不能除

海藏云入手足少陽經治瘡瘍瘤氣癭起結核有神與柴胡同功但分氣血之異爾與鼠粘子用同治瘡瘍别有神効

連軺苦寒除熱本經不見所載但仲景方内註云

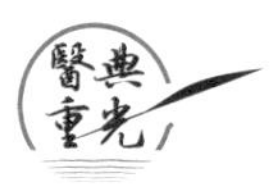

連軺即連翹根也方言葵者即今炒也

白頭翁

衍義云白頭翁生河南洛陽界

氣寒　味辛苦　無毒有毒

本草云主溫瘧狂陽寒熱癥瘕積聚癭氣逐血止

痛療金瘡鼻衄

東垣云白頭翁味苦性寒主下焦腎虛純苦以堅

之

海藏云仲景治熱利下重者白頭翁湯主之內經

云腎欲堅急食苦以堅之利則下焦虛是以純苦之劑堅之

藥性論云白頭翁治齒痛百骨節痛

地榆

陶隱居云地榆今近道處處有惡麥門冬

氣微寒味甘酸　苦而酸氣味俱厚陰也

本草云主婦人乳產七傷帶下月水不止血崩之疾除惡血止疼痛腸風泄血

象云治小兒疳痢性沉寒入下焦治熱血痢去蘆

心云去下焦之血腸風下血及瀉痢下血須用之

珍云陽中微陰治下部血

紫草

陶隱居云紫草生碭山今出襄陽治嬰兒疸瘡服

之頂發

氣寒　味苦　無毒

本草云主心腹邪氣五疸補中益氣利九竅通水

道治腹腫脹滿去土用茸

馬鞭草

日華子云馬鞭草今江淮州郡皆有味辛凉無毒

通經候逐水腫

丹溪云馬鞭草治金瘡行血活血

射干 射音液又名烏扇

荀子云西方之草名曰射干治肺氣喉結爲佳

氣平 味苦微温 有毒

本草云主欬逆上氣喉閉咽痛不得息息散結氣

腹中邪逆食飲大熱痞老血在心脾間欬唾言語

氣臭散胸中熱氣

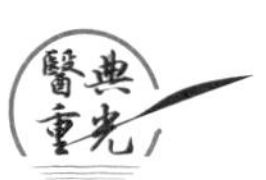

潔古云射干苦陽中陰也去胃中癰瘡

東垣云射干味苦平陽中之陰主欬逆上氣喉痺

咽痛消腫毒通女人月經消瘀血

海藏云仲景治咽中痛氣或閉塞烏扇湯中用之

時習云仲景射干湯用之烏扇是射干苗也

丹溪云射干屬金而有木與火火行厥陰太陰之

積痰使結核自消甚捷又曰治便毒此乃足厥陰

濕氣因疲勞而發取射于三寸與生薑同煎食前

服利三兩行効又治喉痛切一片噙之効紫花者

是紅花者非

蒲黄

經云蒲黄處處有即蒲槌中黄也泰州者良

氣平　味甘　無毒

本草云主心腹膀胱寒熱利小便止血消瘀血又云治一切吐衄唾溺崩瀉撲瘢帶下等血並皆治之并瘡癤通月候墮胎兒枕急痛風腫鼻洪下乳止泄精血痢如破血消腫則生用補血止血則炒用

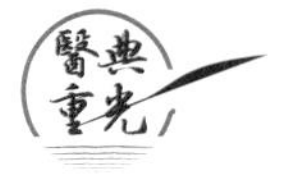

薑黃

東垣云味辛大寒無毒治癥瘕血塊癰腫通月經

消腫毒

陳藏器云薑黃功力烈於鬱金治心痛下氣爲最

白附子

禹錫云白附子味甘辛温無毒主中風失音

陽微温

本草云主心痛血痺面上百病行藥勢

胡蘆巴

本草云胡蘆巴出廣州番蘿蔔子也

東垣云味苦純陽治元藏虚寒腎經虚冷膀胱疝

本草云得茴香子桃仁治膀胱甚効腹脇脹滿面

色青黑此腎虚證也

白蘞

東垣云味苦甘主癰腫瘡疽塗一切腫毒傅丁瘡

火灼瘡治發背

日華子云白蘞止驚邪治熱瘧　退赤眼除熱

白芨

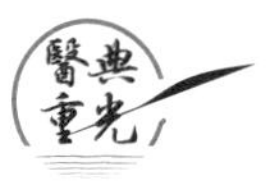

本草云白芨紫石英爲之使惡理石畏李核杏仁

反烏頭

苦甘　陽中之陰　　味辛苦平微寒　無毒

珍云止肺澁白斂治證同

本草云主癰腫惡瘡敗傷陰疢肌胃中邪氣賊風

鬼擊非緩不收白蘚疥虫

藥性論云使治熱結不消主陰下痿治面上默皰

青黛

本草云青黛味鹹氣寒無毒主解諸毒藥

丹溪云青黛能收五臟之鬱火解熱毒瀉肝消食

積

禹錫云治小兒疳殺消瘦殺蟲歌曰孩兒雜病變

成疳不問強羸女與男須用青黛散一服諸般危

症即時安

蒲公英

丹溪云蒲公英屬土開黃花似菊花而小折斷有

白汁莖中空虛化熱毒消惡腫結核有奇功在處

田間路側有之三月開花味甘解食毒散滯氣可

入陽明太陰經洗净細剉同忍冬藤煎濃湯入少
酒佐之以治乳癰服罷隨手欲睡是其功也睡覺
病已安矣
東垣云微苦寒足少陰腎經君藥治本經須用
衍義云满公英治婦人乳岩聖藥

鬱金

本草云鬱金西戎及蜀中者佳鬱芳草也可作釀
周禮云凡祭祀之祼用鬱鬯
味辛苦　純陰

珍云凉心

局方本草鬱金味辛苦寒無毒主血棖下氣生肌止血破惡血血淋尿血金瘡

藥性論云单用亦可治婦人宿血結聚温醋磨服

經驗方云尿血不定葱白相和煎服効

本草云生蜀者佳胡人謂之馬蒁亦啖馬藥用治脹痛破血而補

續斷

日華子云續斷生常山今川中者爲勝通宜經脉

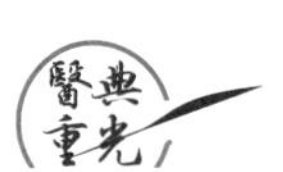

助氣調血補五勞七傷

味苦辛性溫無毒　止腰痛安胎

入肝腎二經

地黄爲使惡雷丸川中色赤而瘦折之有烟塵者

良酒浸焙

經曰補不足金瘡癰瘍折跌續筋骨乳難隱居曰

崩中漏血止痛生肌甄權曰通血脉大明曰破癥

瘀消腫毒腸風痔瘻乳癰瘰癧一切胎產病子宫

冷而黄瘦腫縮小便止泄精尿血　按續斷補而

不滯行而不泄爲女科要藥但亂真者多不可不辨

石斛

隱居云石斛生六安山屬廬江細實色深黄光澤又謂金釵石斛近始安櫟樹上亦生名木斛虚長不堪入藥

味甘性平無毒

入脾肺二經

陸英爲使惡巴豆寒水石畏雷丸殭蠶短而實色

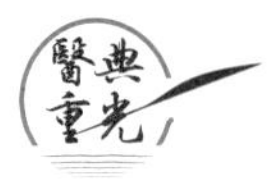

如金者良

經曰除痺下氣補虚强陰益精久服厚腸胃隱居

曰平胃長肌逐皮膚邪熱痺氣腳膝冷痛定志除

驚大明曰壯筋骨煖水臟益志清氣雷公曰酒浸

酥蒸服滿一鎰永不骨痛宗奭曰治胃中虚熱有

功按石斛雖能補益性極寬緩非久服多服不取

効也

紫參

本草云紫參出河西滁州淡紫色畏辛夷

氣微寒　味苦辛　無毒

本草云主心腹積聚寒熱邪氣通九竅利大小便

療腸胃大熱唾血衄血腸中聚血癰腫諸瘡止渴

益精

仲景治痢紫參湯主之紫參半斤甘草二兩水五

升煎紫參取二斤却内甘草煎取半升分温三服

苦參

陶隱居云苦參生汝南山谷今近道有之

氣寒　味苦　氣沉　純陰

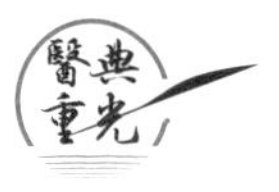

心云除濕

本草云主心腹結氣癥瘕積聚黄疸溺有餘瀝逐

水除癰腫補中明目止淚養肝胆氣安五臟定志

益精利九竅除伏熱腸澼止渴醒酒小便黄赤療

惡瘡下部䘌平胃氣令人嗜食輕身

衍義云有人病遍身風熱細疹痒痛不可忍連胸

脛臍腹近陰處皆然涎痰亦多夜不得睡以苦參

末一兩皂角二兩水一升揉濾取汁銀石器熬成

膏和苦參末爲丸如梧桐子大食後温水下二十

丸至三十九次日便愈

丹溪云苦參屬水而有水能峻補陰氣或得之而

腰重者以其氣降而不升也非傷腎之謂治大風

有功況風熱細疹乎

本草云苦參玄參爲之使惡貝母漏蘆菟絲反藜

蘆

日華子云苦參殺疳虫治癩疾

海藻

圖經云海藻出登萊海中無毒治五膈痰壅癭瘤

奔豚解溪水毒反甘草

成聊攝云鹹味湧泄海藻鹹以泄水氣

潔古云海藻苦鹹寒陰也治癭瘤馬刀諸瘡堅而不潰者内經云鹹能軟堅營氣不從外爲浮腫隨各引經之藥治之無腫不消亦泄水氣也

陸機云藻水草周南詩云于以採藻于沼于沚是

百部

禹錫云百部今處處有之治肺家熱

味甘苦氣温微寒酒浸焙用

主潤肺止咳嗽上氣及傳屍骨蒸勞熱疳蚘

青蒿 卽苦草

陶隱居云青蒿今處處有之古人用深青者爲勝

不然諸蒿何嘗不青

味苦氣寒無毒根莖子葉四者並皆入藥不可同

用

主骨蒸勞熱除心痛熱黄及疥瘙痂痒惡瘡

詩小雅云食野之蒿陸機曰卽青蒿也

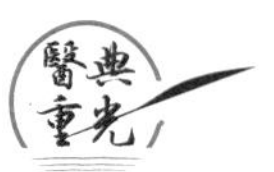

丹參

味苦氣微寒無毒根皮丹而肉紫者佳酒洗用

主益氣養血凉心血破宿血生新血安生胎落死胎止血崩帶下經水不調又治風軟脚可逐奔馬

又名奔馬草

陶隱居云丹參多服令人眼赤其性熱矣今云微寒恐爲謬耳

日華子云養神定志通利關脉

高良薑

陶隱居云高良薑出高良郡嶺南者形大虛軟江

左者細緊

潔古云氣熱味辛純陽健脾胃

東垣云良薑味辛大温純陽主胃中冷逆霍亂腹

痛健脾胃

禹錫云良薑治冷氣衝心

葳靈仙

經云葳靈仙出商州華山

氣温　味苦甘　純陽

入十二經忌茗菝

開寳曰主諸風宣通五臟冷滯痰水積塊膀胱宿膿惡水腰膝冷疼折傷東垣曰推新舊積滯散皮膚大腸風邪宗奭曰其性快多服疏眞氣丹溪曰屬木痛風之要藥也在上下者皆宜服之其性好走亦可横行故崔元亮言其去衆風通十二經脉朝服暮効凡採得聞流水聲者知其好走也須不聞水聲者佳　按蔵者喻其性猛靈仙者喻其効速其味辛鹹辛泄氣鹹泄水故主風濕痰病氣壯

者服之神劾虚弱人不宜服也

王不留行

本草云王不留行生浙江止心煩婦人難產

味苦　陽中之陰甘平　無毒

珍云下乳引導用之

藥性論云治風毒通血脉

日華子云治遊風風疹婦人月經不勻

商陸根

藥性論云商陸生咸陽川谷忌食犬肉

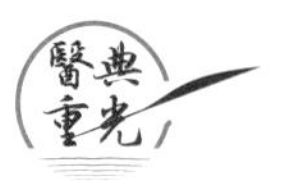

氣平　味辛酸　有毒

本草云主水脹滿瘕痺熨除癰腫殺鬼精物治胸中邪氣水腫痿痺腹滿疏五臓散水氣如人形者有神

瞿麥

本草云瞿麥生太山川谷牡丹皮爲之使惡螵蛸

氣寒　味苦辛　陽中微陰也

象云主關格諸癃結小便不通治癰腫排膿明目去翳破胎下閉血逐膀胱邪熱用穗

珍云利小便爲君主之用

本草云出刺决癰腫明目去翳破胎墮子下閉血

養腎氣逐膀胱邪逆止霍亂長毛髮

牽牛

隱居云牽牛子今處處有之黑者勝

氣寒　味苦　有小毒黑白二種

本草云主下氣療脚滿水腫除風毒利小便

東垣云牽牛子非神農之藥也本草名醫續註云

味苦寒能除熱利小水治下疰脚氣據所說氣味

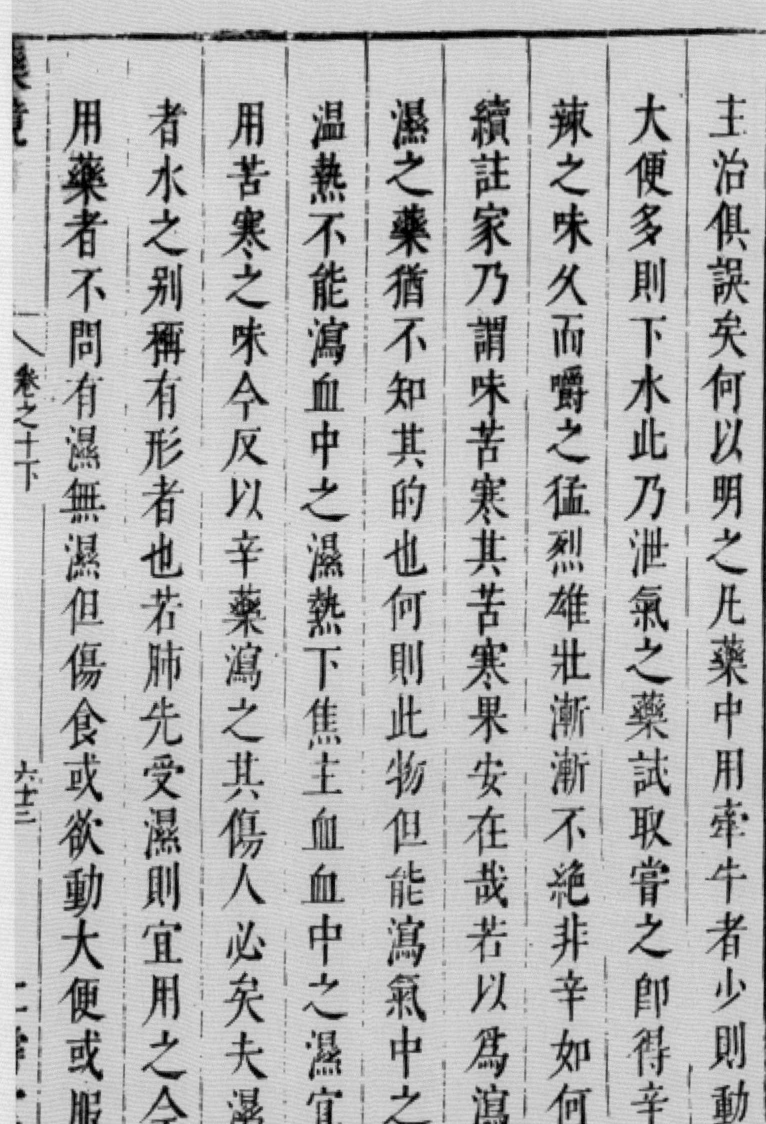
主治俱誤矣何以明之凡藥中用牵牛者少則動
大便多則下水此乃泄氣之藥試取嘗之即得辛
辣之味久而嚼之猛烈雄壯漸漸不絶非辛如何
續註家乃謂味苦寒其苦寒果安在哉若以爲瀉
濕之藥猶不知其的也何則此物但能瀉氣中之
濕熱不能瀉血中之濕熱下焦主血血中之濕宜
用苦寒之味今反以辛藥瀉之其傷人必矣夫濕
者水之别稱有形者也若肺先受濕則宜用之今
用藥者不問有濕無濕但傷食或欲動大便或服

尅化之藥俱用牽牛豈不誤哉殊不知牽牛辛烈

瀉人元氣比之諸辛藥瀉氣尤甚以其辛之雄烈

故也經云辛瀉氣辛走氣辛瀉肺氣病者無多食

辛此一味瀉人元氣至甚神速况飲食失節勞役

所傷是胃氣不行心火乘之腸胃受火邪名曰熱

中脉經云脾胃主血所生病當血中瀉火潤燥補

血破惡血瀉胃之濕熱及胸中熱是肺受火邪當

以黄芩之苦寒瀉火以當歸之辛温和血以生地

黄之苦寒凉血補血少加紅花之辛温以瀉血絡

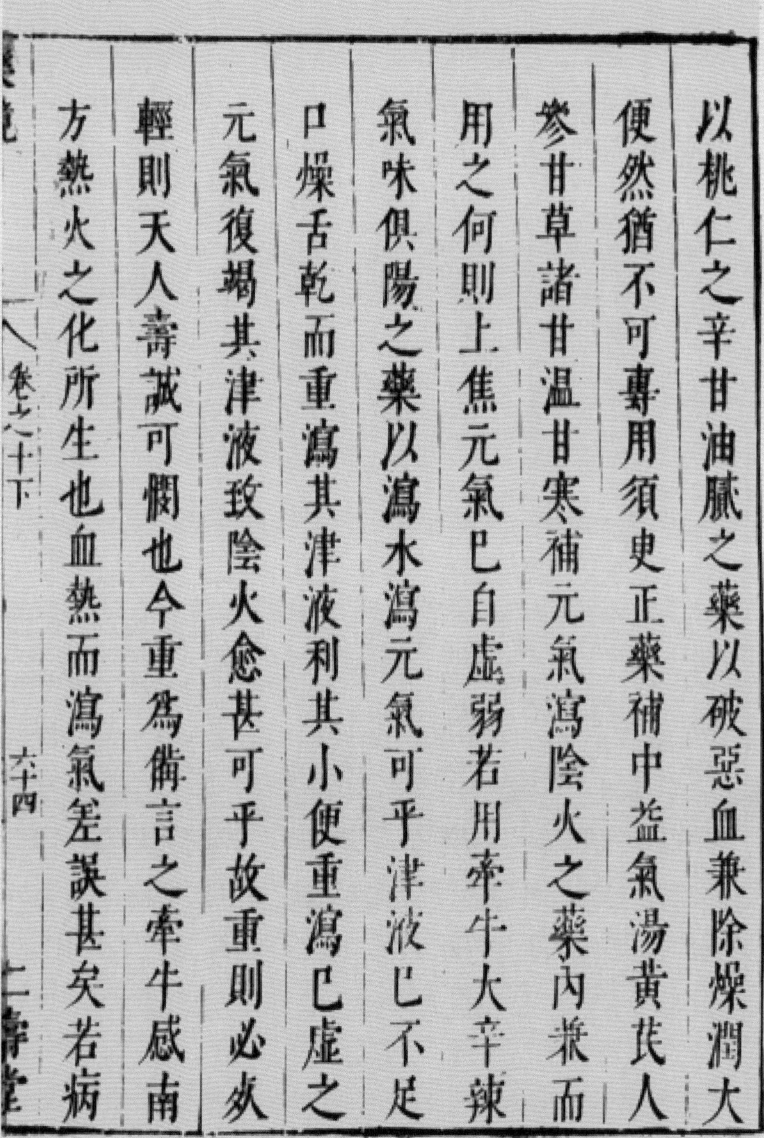

以桃仁之辛甘油膩之藥以破惡血兼除燥潤大便然猶不可專用須史正藥補中益氣湯黃芪人參甘草諸甘溫甘寒補元氣瀉陰火之藥內兼而用之何則上焦元氣已自虛弱若用牽牛大辛辣氣味俱陽之藥以瀉水瀉元氣可乎津液已不足口燥舌乾而重瀉其津液利其小便重瀉已虛之元氣復竭其津液致陰火愈甚可乎故重則必死輕則夭人壽誠可憫也今重爲備言之牽牛感南方熱火之化所生也血熱而瀉氣差誤甚矣若病

濕勝濕氣不得施化致大小便不通則宜用之耳
濕去則氣得周流所謂五藏有邪更相平也經云
一臟不平以所勝平之火能平金而瀉肺氣者即
此也近世錢氏瀉黄散中獨用防風比之餘藥過
於兩倍者以防風辛温令於土中以瀉金來助濕
者也經云從前來者爲實邪謂子能令母實實則
瀉其子此之謂以所勝平之者也古人有云牵牛
不可躭嗜躭嗜則脱人元氣經云秋不食薑令人
瀉氣故夏月食薑不禁爲熱氣正旺之時夏宜以

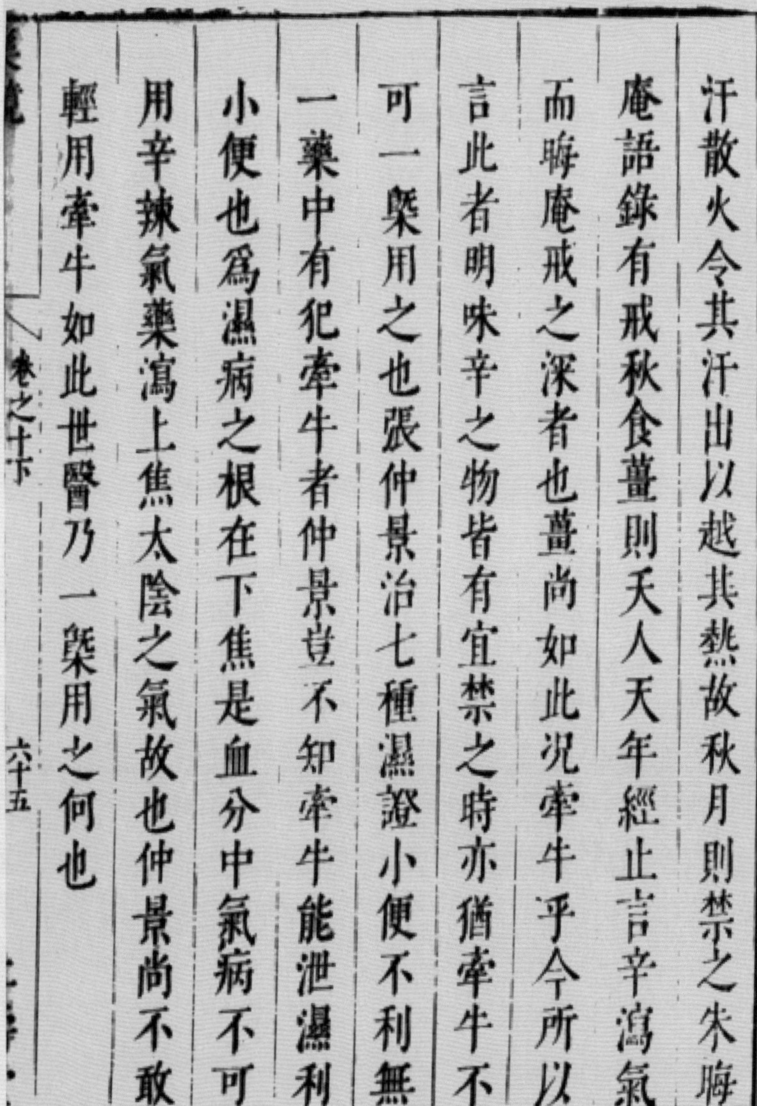
汗散火令其汗出以越其熱故秋月則禁之朱晦庵語錄有戒秋食薑則夭人天年經止言辛瀉氣而晦庵戒之深者也薑尚如此況牽牛乎今所以言此者明味辛之物皆有宜禁之時亦猶牽牛不可一槩用之也張仲景治七種濕證小便不利無一藥中有犯牽牛者仲景豈不知牽牛能泄濕利小便也爲濕病之根在下焦是血分中氣病不可用辛辣氣藥瀉上焦太陰之氣故也仲景尚不敢輕用牽牛如此世醫乃一槩用之何也

卷之十下　六十五

又云白牽牛瀉氣分濕熱上攻喘滿

海藏云以氣藥引之則入氣以大黄引之則入血

張文懿公云不可躭嗜脱人元氣吾初亦疑之藥

有何躭嗜後每見因人酒食病痞者多服食藥以

導其氣及用神芎犯牽牛等丸初服則快藥過其

痞依然依前再服隨藥而効藥過復病由是愈信

其久服脱人元氣而猶不知悔悟也治法惟當益

脾健胃使人元氣生而自然腐熟水穀此法無以

加矣

丹溪云牽牛屬火性善走有黑白兩種黑者屬水白者屬金若非病形與脉證俱實者勿用也不脤滿不大小便俱秘者勿用也如稍涉疑似悞用其驅逐以致虛先哲之所甚戒也

日華子云牽牛子瀉蠱毒痰氣壅滯

白前

陶隱居云白前出近道蜀中淮浙皆有之

氣微温味甘　微寒　無毒

本草云主胸脇逆氣咳嗽上氣狀似白薇牛膝輩

衍義云白前保定肺氣治嗽多用白而長於細辛

但粗而脆不似細辛之柔耶

日華子云白前治奔豚禁食羊肉

白薇

經云白薇生平原川谷今陝西遼州有之

氣大寒　味苦鹹平　無毒

本草云主暴中風身熱肢滿忽忽不知人狂惑邪

氣寒熱酸疼溫瘧洗洗發作有時療傷中淋露下

水氣利陰氣益精近道處處有之狀似牛膝白前

而短小瘰鷩邪風狂痓病

液云局方中多有用之治婦人以本經療傷中下

淋露故也

本草云惡黃芪大黃大戟乾薑乾漆山茱萸大棗

木賊

本草云木賊味甘氣寒無毒生秦隴同華間寸寸

有節色青冬不凋

丹溪云用木賊發汗至易須去節剉以水潤濕布

火烘用

圖經云木賊治目疾治翳膜

夏枯草

經云夏枯草生蜀中川谷四月採

丹溪云夏枯草無臭味治瘰癧鬱臭草有臭味方作緊面藥卽充尉是也明是兩物俱生於春但夏枯草先枯而無子鬱臭草後枯而結黑子又云有補養厥陰血脉之功三月四月開花五月夏至時候便枯盖禀純陽之氣得陰氣則枯也

簡要方云夏枯治肝虚目睛疼冷淚不止羞明怕

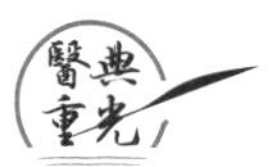

日

蛇床

本草云蛇床子生襄州者良

味苦辛　甘平　無毒

本草云主婦人陰中腫痛男子陰痿濕痒除痺氣利關節癲癇惡瘡温中下氣令婦人子臟熱男子陰強久服輕身好顏色令人有子一名蛇粟蛇米五月採陰乾惡牡丹皮巴豆貝母

藥性論云蛇床治小兒驚癇大風身痒煎湯浴之

御米殼 即罌粟殼

本草云罌粟殼其房如罌其子如粟無毒散胸中寒氣止胃中翻嘔過食則動膀胱氣耳

潔古云味酸澁主收固氣

昆布

本草云昆布生東海氣寒無毒治諸水腫癭瘤結氣瘰癧

東垣云味大鹹治瘡之堅硬者鹹能軟堅也

藥鏡卷之十下終

藥名拼音索引

E

F

G

H

Z